RELAJACIÓN TOTAL PARA PERSONAS ANSIOSAS

Poderosas Estrategias para Lograr un Estado de Relajación Cuando más lo Necesitas

SIGMUND HILL

© Copyright 2022 – Sigmund Hill - Todos los derechos reservados.

Este documento está orientado a proporcionar información exacta y confiable con respecto al tema tratado. La publicación se vende con la idea de que el editor no tiene la obligación de prestar servicios oficialmente autorizados o de otro modo calificados. Si es necesario un consejo legal o profesional, se debe consultar con un individuo practicado en la profesión.

- Tomado de una Declaración de Principios que fue aceptada y aprobada por unanimidad por un Comité del Colegio de Abogados de Estados Unidos y un Comité de Editores y Asociaciones.

De ninguna manera es legal reproducir, duplicar o transmitir cualquier parte de este documento en forma electrónica o impresa. La grabación de esta publicación está estrictamente prohibida y no se permite el almacenamiento de este documento a menos que cuente con el permiso por escrito del editor. Todos los derechos reservados.

La información provista en este documento es considerada veraz y coherente, en el sentido de que cualquier responsabilidad, en términos de falta de atención o de otro tipo, por el uso o abuso de cualquier política, proceso o dirección contenida en el mismo, es responsabilidad absoluta y exclusiva del lector receptor. Bajo ninguna circunstancia se responsabilizará legalmente al editor por cualquier reparación, daño o pérdida monetaria como consecuencia de la información contenida en este documento, ya sea directa o indirectamente.

Los autores respectivos poseen todos los derechos de autor que no pertenecen al editor.

La información contenida en este documento se ofrece únicamente con fines informativos, y es universal como tal. La presentación de la información se realiza sin contrato y sin ningún tipo de garantía endosada.

El uso de marcas comerciales en este documento carece de consentimiento, y la publicación de la marca comercial no tiene ni el permiso ni el respaldo del propietario de la misma. Todas las marcas comerciales dentro de este libro se usan solo para fines de aclaración y pertenecen a sus propietarios, quienes no están relacionados con este documento.

Índice

Introducción — vii

1. Los secretos de la reacción al estrés y la ansiedad — 1
2. Tácticas generales para afrontar y manejar el estrés — 23
3. Los fundamentos de las técnicas de relajación — 33
4. La fase de examen; sea su propio médico — 47
5. Guía de técnicas de respiración — 67
6. Guía de técnicas de exploración corporal — 89
7. Guía de técnicas de relajación progresiva — 107
8. Guía de técnicas de meditación física — 125
9. Guía de técnicas de visualización — 135
10. Combinar todas las técnicas en su rutina diaria — 151

Conclusión — 159

Introducción

Es normal experimentar estrés. Todos pasamos por situaciones estresantes en algún momento de nuestras vidas. Estas situaciones van desde pequeñas molestias, como los atascos, hasta cuestiones más graves, como la pérdida del trabajo o de un ser querido. Cuando nos enfrentamos a estas situaciones estresantes, nuestro cuerpo se inunda de emociones, nuestros niveles de ansiedad aumentan, nuestro corazón late más rápido y nuestros músculos se tensan. Así es como el cuerpo responde al estrés y a la ansiedad. De hecho, es normal que el cuerpo entre en una respuesta de "lucha o huida" (estrés). Es una respuesta muy arraigada que nos ayuda a sobrevivir en situaciones amenazantes.

La verdad es que no podemos evitar las diversas fuentes de estrés a las que estamos constantemente expuestos. Sin embargo, podemos elegir formas más saludables de responder a estos factores de estrés. Una forma eficaz de hacerlo es mediante la "respuesta de relajación". Para la mayoría de nosotros, la relajación significa quedarse dormido frente al televisor o tumbarse en el sofá al final de un día agotador.

En realidad, esto hace poco para ayudarnos a superar el estrés y la ansiedad. Por el contrario, la activación de la respuesta natural del cuerpo al estrés pone al organismo en un estado de profundo descanso. Es en este estado donde puedes alcanzar la paz mental y liberarte del estrés y de los pensamientos ansiosos que te están agotando.

La práctica de técnicas de relajación ayuda a tranquilizar la mente. Tu cuerpo y tu mente se equilibran. Hay diferentes tipos de técnicas de relajación a las que puedes recurrir.

Algunas de ellas son la respiración profunda, el yoga, el ejercicio rítmico, el tai chi, la meditación, etc. Hay que tener en cuenta que no existe un único método de relajación que funcione para todo el mundo, ya que todos tenemos diferentes puntos de relajación. La forma en que tu cuerpo entra en un estado de descanso profundo es diferente de cómo se relajaría otro individuo. Esto significa que la técnica de relajación adecuada para ti es aquella que resuena contigo. Su técnica ideal debe ser la que pueda ayudar a su mente a relajarse y evocar la respuesta de relajación que tanto necesita. Y lo que es más importante, debe adaptarse a su estilo de vida.

Con la gran cantidad de técnicas de relajación que existen, debes probar estos métodos hasta que encuentres el que más te convenga. Es entonces cuando seguirás practicando estas

Introducción

técnicas de relajación para asegurarte de que superas el estrés y la ansiedad cotidianos. En última instancia, esto le ayudará a mejorar su estado de ánimo y su energía, a mejorar su sueño y a mejorar su salud y bienestar general.

Cuando el estrés se apodera de uno, incluso las personas que parecen ser las más fuertes pueden tener dificultades para volver a encontrar su zen.

Lo peor es que la carga emocional del estrés se acumula con el tiempo. Por desgracia, esto afecta a tu vida en todos los sentidos. Te roba la alegría de estar en el momento presente para disfrutar de la vida tal y como se desarrolla. Te impide experimentar el crecimiento a través de los desafíos. Esto sucede porque tendrás una visión pesimista de la vida.

Afortunadamente, usted puede aprender a silenciar el mundo exterior a través de las técnicas de relajación que se discutirán y se describen efectivamente en esta guía. Tal vez hayas estado luchando por calmar tu mente y que parezca abrumadora porque el estrés parece, y la ansiedad parece acumularse.

Cuanto más piensas en los retos que puedes estar atravesando, más estresado y ansioso te pones. Por lo tanto, si estás pasando por una relación difícil, un apuro financiero, la pérdida de un trabajo, o que simplemente estás pensando demasiado en tu futuro, todo esto puede contribuir en gran medida a los trastornos de ansiedad.

Introducción

En esta guía, voy a ayudarte a entender y dominar cómo utilizar eficazmente las técnicas de relajación en tu beneficio.

Te llevaré a través de las diferentes técnicas probadas y comprobadas para ayudar a calmar la mente. Es a través de estas lecciones que usted será capaz de encontrar su Zen de nuevo. En última instancia, gracias a la paz mental que lograrás, organizarás tu vida en torno a ella.

A lo largo de los años, he tenido el privilegio y el honor de ayudar a las personas a superar el estrés y la ansiedad. He ayudado y transformado la vida de cientos de personas a través del asesoramiento y los talleres. La verdad es que ha sido una experiencia de humildad.

Una cosa que he aprendido a través de los años es que los individuos no saben cómo relajarse. La mayoría de las personas simplemente conocen técnicas sencillas de relajación que pueden no ser tan eficaces cuando se enfrentan a niveles abrumadores de estrés y ansiedad.

Al trabajar con diferentes clientes, todos ellos con distintos motivos de estrés y ansiedad, he acumulado suficientes conocimientos para darme cuenta de que algunas técnicas de relajación son más eficaces que otras. Por lo tanto, este manual le proporcionará información detallada sobre las técnicas de relajación que mejor le funcionarán. Recuerde que este libro no se queda ahí, sino que también le ayudará a poner en práctica estas técnicas. Utilizo estas técnicas en mí mismo y en mi familia y puedo asegurar que esta guía

Introducción

mejorará significativamente su bienestar y el de las personas que le rodean.

Una vez que domine el uso de las técnicas de relajación de este libro, notará que su vida se transforma de un modo que nunca antes había imaginado. Recuperará la confianza en sí mismo y vivirá una vida más relajada. Dado que gestionará eficazmente sus factores de estrés diarios, es muy probable que viva una vida llena de abundancia. A menudo nos estresamos porque afrontamos la vida con una actitud pesimista, pensando en lo que nos falta o preocupados porque todo se nos derrumba. Un cambio de actitud te liberará de esta mentalidad. Dejarás de sentir la molesta pesadez en el pecho que suele acompañar al exceso de pensamientos.

Los testimonios de la gente sobre cómo ha cambiado su vida gracias a mis técnicas de relajación guiada han sido la principal motivación para escribir este libro. En esta guía, te llevaré a través de diferentes formas de técnicas de relajación que han ayudado a la mayoría de mis clientes.

Además, también te explicaré cómo ciertas opciones de estilo de vida pueden ayudarte a reducir el estrés. Y lo que es más importante, destacaré formas probadas de relajación a través de ejercicios físicos de meditación y socialización.

Algunas de las técnicas de relajación de este manual sólo requieren unos minutos de tu tiempo. Otras pueden llevarle hasta 20-30 minutos, pero le ayudarán a poner a punto toda su vida. Puedes hacer de esta guía tu mejor amigo para ayudarte a aliviar o reducir tus niveles de ansiedad y estrés.

Introducción

Te recomiendo encarecidamente que repases todas las técnicas de relajación para que encuentres la que más te sirva.

Seguro que has oído eso de que "los viejos hábitos son difíciles de erradicar". Pues... es cierto, especialmente cuando se trata de tu salud y bienestar. El cerebro humano es como una esponja, y con el tiempo nuestro cerebro se llenará de viejos y malos hábitos que son difíciles de cambiar y superar. Por eso, es muy importante que te enseñes a superar el estrés y la ansiedad que padeces, o te perderás los momentos más valiosos de tu vida.

Vivir una vida feliz exige combinar técnicas de relajación eficaces con una actitud optimista ante la vida. Esta sabiduría está dentro de ti. Para perfeccionar tus habilidades vitales arraigadas es necesario que aprendas a confiar en tu intuición.

Esto te ayudará a aprovechar tu poder para transformar tu vida. El momento de cambiar es **AHORA**.

1

Los secretos de la reacción al estrés y la ansiedad

El estrés y la ansiedad son difíciles de evitar hoy en día. Hay muchas cosas que compiten por tu tiempo y atención cada día: es difícil evitar el estrés incluso cuando tienes un buen día.

Puede que tengas una actitud positiva sobre cómo va a ser tu día, pero si los atascos te impiden llegar al trabajo a tiempo, esto puede provocarte estrés. Una llamada telefónica con malas noticias de un amigo también podría afectar a cómo te sientes sobre todo el día. La cuestión es que el estrés forma parte de la vida cotidiana. Lo único que puedes hacer para que el estrés no afecte a tu visión de la vida es aprender a afrontarlo de forma saludable.

Antes de aprender a lidiar con el estrés, lo primero que debes tratar de entender son las fuentes de tu estrés. Si entiendes tus fuentes de estrés y ansiedad, estarás mejor situado para saber cómo reaccionar de forma diferente.

Hay una gran diferencia entre cómo reaccionan las personas de éxito al estrés y cómo lo hacen los demás. Por ejemplo, las personas de éxito entienden que la vida tiene sus altibajos.

Cuando las cosas no van como ellos quieren, aprovechan esta oportunidad para aprender de sus amargas experiencias. Por el contrario, cuando las cosas parecen funcionar, aprovechan la oportunidad para transformar sus vidas a mejor.

Evaluar la forma de reaccionar ante el estrés

Controlar el estrés y la ansiedad no es fácil. Tampoco es difícil.

Lo único es que los efectos del estrés y la ansiedad pueden no manifestarse como otras enfermedades. Esto significa que puede llevarte algún tiempo aceptar que padeces trastornos relacionados con el estrés y la ansiedad. La mayoría de las personas acaban tratándose de las enfermedades equivocadas cuando la causa fundamental de sus problemas de salud es el estrés y la ansiedad. Esto es incluso cierto para los problemas relacionados con el peso: a veces la vida puede parecer abrumadora, y puede afectar negativamente a tus elecciones alimentarias. Todos sabemos lo difícil que es ir al gimnasio cuando tu mente no está en paz. Salir a correr por las mañanas puede parecer imposible. Al fin y al cabo, el estrés y la ansiedad te impiden pasar a la acción. Te impiden vivir la vida que siempre has querido vivir, robándote la alegría de vivir.

Para superar el estrés y la ansiedad, tus primeros pasos deben ser identificar tus fuentes de estrés. Las razones por las que estás estresado son diferentes de las razones por las que tu amigo siente que su vida no está resultando como debería, así que es muy importante que nunca te equipares a otro individuo. Además, nunca sabes si alguien puede gestionar sus factores de estrés mejor que tú. Por lo tanto, asumir que navegas en el mismo barco podría darte una impresión equivocada sobre cómo te sientes con respecto a ti mismo y a las personas que te rodean.

Desgraciadamente, las habilidades para gestionar el estrés y la ansiedad no salen como uno espera. Si todos supiéramos cómo afrontar el estrés y la ansiedad, no habría necesidad de que leyeras esta guía. Las habilidades de gestión del estrés pueden aprenderse; también puedes pulir las que ya tienes para mejorar tu forma de gestionar el estrés.

· · ·

Para entender cómo afrontas o reaccionas ante el estrés, tómate un momento para evaluarte a ti mismo. Las personas son diferentes. Algunas personas hacen oídos sordos a los factores desencadenantes del estrés que les rodean a diario. A menudo percibimos a estas personas como fuertes, ya que parece que nunca se estresan. En realidad, todo el mundo se estresa. La única diferencia es que algunos de nosotros tenemos unas habilidades admirables para gestionar el estrés. Así, la idea de que se acerque una fecha de entrega ajustada no sería una razón para estar ansioso o estresado para algunos de nosotros.

Otras personas tienen malas técnicas de gestión del estrés.

Por ejemplo, ante el primer atisbo de una situación estresante, tus niveles de ansiedad se disparan. Llegas tarde a una reunión y no puedes dejar de pensar en el aviso previo que te dio tu jefe. Esto te lleva a tener incesantes pensamientos negativos. ¿Me despedirán? Quizá esto afecte a mi ascenso. ¿Por qué he repetido el despertador? Todos estos pensamientos llenan tu mente y te hacen entrar en pánico. Estos pensamientos negativos influyen en tus decisiones. Como estás pensando negativamente, hay muchas posibilidades de que tomes decisiones equivocadas. Al final, puedes encontrarte en un círculo vicioso de pensamientos negativos.

Si no estás seguro de cómo reaccionas al estrés, obsérvate durante una semana. Anota los factores desencadenantes del estrés que te provocan ansiedad. Aprovecha para anotar también cómo respondes.

¿Qué ocurre cuando te enfrentas a la presión o a un plazo ajustado en el trabajo? ¿Esto le agrava hasta el punto de descargar su ira sobre sus compañeros, amigos o seres queridos? Cuando se tiene un mal día en el trabajo, uno puede querer llevar su mal genio a casa. Si su compañero le provoca cuando usted siente que debería estar solo, puede arremeter con palabras duras contra él. Date cuenta de que poco o nada tiene que ver con el estrés por el que estás pasando.

El estrés también puede hacer que reacciones de forma exagerada. En lugar de comprender que tu pareja ha cometido un pequeño error, es posible que quieras hacer una montaña de un grano de arena. Esto es algo con lo que luchan muchas personas en las relaciones.

Por ejemplo, al pasar por un apuro económico, podrías reaccionar si tu pareja gasta dinero en algo que no habíais presupuestado. Claro, esto no es lo correcto. Sin embargo, tampoco es una excusa para pelear con tu pareja. Hay una forma sana de responder a esto para que tu relación no sufra por la tensión.

El estrés crónico también puede hacerte sentir que hay demasiadas cosas que manejar en tu vida. Es posible que sientas que hay mucha presión desde todos los ángulos. Tu relación de pareja está sufriendo, tu carrera va cuesta abajo y las personas a las que llamas amigos parecen importarte menos. La verdad es que tu mente está sufriendo. Todo lo demás a tu alrededor es normal. Si hay alguien que necesita cambiar, eres tú.

Algunas personas responden al estrés optando por desarrollar una mentalidad negativa sobre todo. Cuando estás estresado, esto puede repercutir en tu perspectiva hacia la vida y las personas que te rodean. Por ejemplo, en lugar de ver lo bueno en las cosas que suceden a tu alrededor, puedes pensar de forma diferente. Incluso cuando ocurren cosas buenas en tu vida, puedes pensar que esto sólo durará un tiempo antes de que ocurra algo malo. De hecho, ésta es la peor forma de responder al estrés. Como habrás adivinado, te impide ver que la vida está llena de abundancia a pesar de los retos a los que te enfrentas.

También sabemos de individuos que recurren a las drogas y al alcohol cuando están estresados.

Los estudios revelan que hay millones de personas que recurren al alcohol y a las drogas cuando se enfrentan a situaciones estresantes (Buddy T, 2016). Beber puede parecer que te proporciona cierta sensación de alivio. Después de unos cuantos vasos de whisky, puedes sentirte relajado. Sin embargo, hay que tener en cuenta que este alivio solo durará un periodo corto. No habrás aprendido nada sobre cómo gestionar tus factores de estrés o los desencadenantes de la ansiedad. Y lo que es peor, si no te ocupas de tu estrés, podría llevar a un exceso de consumo. Esto podría dar lugar a complicaciones psicológicas y médicas.

La forma en que reaccionas al estrés tiene un gran impacto en cómo percibes tu vida y todo lo que ocurre a tu alrededor.

Pero, en primer lugar, ¿qué es lo que le hace estar estresado o ansioso? Veamos algunos de los desencadenantes habituales del estrés y la ansiedad. Las 4 fuentes básicas de estrés y ansiedad.

Los estudios revelan que hay aproximadamente un 33% de individuos que dicen sentirse extremadamente estresados. Lo peor es que cerca del 77% de las personas que se sienten estresadas afirman que esto afecta a su salud física. El 73% de los individuos que sufren estrés afirman que su salud mental se resiente mucho (The Recovery Village, 2020).

En realidad, hay muchas razones por las que la gente sufre de estrés. Dependiendo de la orientación del pensamiento de cada uno, cualquier cosa puede causar estrés.

. . .

Tómate un momento para reflexionar sobre por qué te sientes estresado hoy. ¿Por qué estás en la posición en la que te encuentras hoy? ¿Qué es lo que no deja de rumiar? Tal vez tu situación económica te preocupe. Puede ser que tu relación no esté resultando como esperabas o que sientas que no vas a ninguna parte con tu pareja. Tus problemas personales de salud podrían ser la razón por la que te sientes estresado. Las responsabilidades familiares que tienes sobre tus hombros también podrían hacer que te sientas estresado y abrumado.

La cuestión es que existen numerosas causas de estrés. Estas causas pueden clasificarse en 4 fuentes diferentes.

El entorno que le rodea

Los factores estresantes de su entorno se denominan factores estresantes ambientales. Estos factores de estrés pueden causar irritaciones menores o mayores en tu vida cotidiana. Por ejemplo, si trabajas en un entorno caluroso, las temperaturas extremas pueden hacerte sentir incómodo. Lo mismo ocurre si trabajas en un entorno ruidoso. Puedes sentirte incómodo porque tu mente no puede pensar con claridad o no puedes mantener una conversación tranquila con alguien. Otros factores de estrés ambiental son la aglomeración, la luz, la calidad del aire, los insectos, la guerra, los tornados y otros desastres naturales.

Su cuerpo reacciona de manera predecible cuando se enfrenta a un factor de estrés. Por ejemplo, si ves una serpiente, tu cuerpo entrará en la respuesta de "lucha o huida".

La respuesta corporal, en este caso, es "luchar" contra la serpiente o "huir", es decir, salir corriendo. Esto es lo que la mayoría de la gente denomina "subidón de adrenalina". Las amenazas inmediatas, como en este ejemplo, tienen menos impacto en la salud que las amenazas a largo plazo. Si sigues experimentando una determinada amenaza que te pone nervioso de vez en cuando, puedes sufrir sus efectos a largo plazo.

Cuando el cuerpo entra en la respuesta de lucha o huida, libera hormonas del estrés como la norepinefrina y la epinefrina.

Estas sustancias químicas son las responsables de la respuesta de su cuerpo ante una situación de estrés. Puede notar un cambio repentino en los latidos de su corazón. Las palmas de las manos pueden sudar y las manos pueden empezar a temblar. Estos cambios físicos son el resultado de las hormonas del estrés que su cuerpo está liberando. Es importante entender que la liberación frecuente de estas hormonas puede afectar a tus emociones. Tu capacidad para resolver problemas también se verá afectada, e incluso podrías perder el control de tus intestinos.

Hay efectos a largo plazo sobre la salud que podrías sufrir si te enfrentas constantemente a factores de estrés ambiental que hacen que tu cuerpo entre en una respuesta de lucha o huida.

Si vives en un entorno propenso a las catástrofes naturales, es más probable que te sientas estresado o ansioso.

Esto ocurre porque los factores de estrés que te rodean pueden ser demasiado para el sistema inmunitario del cuerpo.

Tus niveles de azúcar en sangre podrían aumentar y podrías tener problemas de salud cardíaca. La exposición frecuente a factores de estrés ambiental puede contribuir a problemas de salud mental como la ansiedad, la esquizofrenia y la depresión (Schimelpfening, 2015).

Factores de estrés social

La relación con tu entorno social también puede causar tensión en tu vida. El estrés social puede incluir el estrés derivado de las luchas por las que pasas en casa, la competencia académica, los grupos de amigos, etc. Aunque el estrés social no está reconocido como una forma importante de estrés, sigue siendo una de las formas más comunes de estrés por las que pasa la gente. Una de las principales causas de este tipo de estrés es el fracaso. El fracaso suele conducir a la pérdida de la confianza en uno mismo y de la autoestima. Cuando uno fracasa, se percibe a sí mismo como si hubiera perdido su posición social. El fracaso contribuye en gran medida a aumentar el estrés social porque vivimos en una sociedad en la que todo el mundo anhela la aprobación. La gente suele caracterizar a los demás en función de su éxito.

Otra causa del estrés social es la sensación de incontrolabilidad. El descontrol crea un ambiente en el que uno siente que ha fracasado en la vida. Planta una semilla de fracaso en el cerebro.

Cuando esto ocurre, uno se siente paralizado al ser incapaz de realizar las acciones deseadas en su vida que le llevarían al éxito. El efecto de esto es un aumento en los niveles de cortisol, una hormona responsable de ayudar a manejar el estrés (Ana, 2018). A su vez, el aumento de los niveles de cortisol en su cuerpo conduce a la disminución de la autoestima.

Si no se trata, las dos causas del estrés social suelen provocar una disminución de la autoestima. Esto significa que seguirá experimentando estrés social y los efectos son simplemente insoportables. Cuando el cerebro se ve obligado a enfrentarse con frecuencia a los factores de estrés social, libera varias sustancias químicas que le ayudan a hacer frente a estas situaciones estresantes. Algunos ejemplos de estas sustancias químicas son la dopamina, la serotonina y el glutamato.

Cuando estas sustancias químicas están presentes en el cuerpo en cantidades excesivas, podrían provocar graves trastornos mentales (Ana, 2018). Hay algunas enfermedades físicas que son causadas por el aumento de los niveles de estrés social: ciertos cánceres, úlceras y enfermedades cardiovasculares.

Entonces, ¿cómo se puede aliviar el estrés social? Aunque no existe una cura definitiva, hay una serie de cosas que puedes hacer para ayudarte a ti mismo. Una forma eficaz de hacerlo empieza por hablar con las personas que están cerca de ti. Si hay alguna relación rota, arréglala mediante una comunicación regular. De hecho, todos sabemos que el poder está en compartir. Un problema compartido es un problema medio resuelto. Habla con alguien cercano sobre cómo te sientes.

Esto podría ayudar a aliviar algo de estrés de tus hombros.

· · ·

Otra forma ideal de lidiar con el estrés social es deshacerse de las relaciones tóxicas. Las relaciones tóxicas son aquellas que afectan negativamente a tu estado mental y emocional.

Alejarse de estas relaciones podría ayudarte a mejorar tu estado mental.

Aunque no se puede "curar" el estrés social, la buena noticia es que el alivio es alcanzable. Lo único que tienes que hacer es abrirte y demostrar que estás decidido a aliviar ese estrés en tu vida.

Factores de estrés fisiológico

Otra fuente de estrés que puedes estar experimentando es la fisiológica. Como su nombre indica, este tipo de estrés está relacionado con los aspectos físicos de tu cuerpo. No podemos negar el hecho de que a menudo estamos estresados con nuestro cuerpo. Muchas personas llegan a extremos para asegurarse de que pierden peso o de que su cuerpo tiene un aspecto estupendo. Las estadísticas revelan que el 62% de los consumidores estadounidenses que desean llevar una dieta basada en plantas lo hacen para reducir peso. Solo el 17% lo hace para ahorrar dinero (Conway, 2018). Atendiendo a las cifras, esto es un claro indicio de lo que la gente está dispuesta a hacer para asegurarse de estar físicamente en forma.

A medida que las personas envejecen, experimentan numerosos cambios físicos. A veces, estos cambios son difíciles de sobrellevar y, por tanto, pueden causar estrés. Para las mujeres, la menopausia supone una gran transición en sus vidas.

Otros factores desencadenantes, como la falta de ejercicio, el sueño inadecuado, la mala alimentación, el envejecimiento y las lesiones, gravan el cuerpo. La manera de reaccionar a estos cambios puede afectar a cómo te sientes con respecto a ti misma. Si cree que está ganando mucho peso y no hace mucho para remediar la situación, puede sentirse estresado. Si sigues con la misma sensación, puede pasar una gran factura en tu vida, provocando síntomas de estrés como molestias estomacales, tensión muscular, ansiedad y dolores de cabeza.

Su opinión

¿Te has parado un momento a pensar que todo lo que piensas es lo que siempre atraes a tu vida? En otras palabras, eres el creador de tu propio pequeño mundo. Hay más de 60.000 pensamientos que se repiten en nuestra mente a diario. Los expertos creen que el 90% de estos pensamientos son similares a lo que estábamos pensando el día anterior ("Pensamiento destructivo: la causa oculta del estrés", 2019). Curiosamente, podemos tomar conciencia de estos pensamientos, pero a menudo les prestamos poca atención.

Los pensamientos que se repiten en nuestra mente es lo que llamamos autoconversación.

Cuando nuestra mente repite estos pensamientos una y otra vez, empezamos a considerarlos verdaderos sobre nosotros mismos. Por ejemplo, cuando tu mente no deja de decirte que estás equivocado, lo más probable es que siempre seas escéptico con todo lo que haces. ¿Cuántas veces te has encontrado pensando: "Por qué sigo cometiendo los mismos errores"? Esta es una creencia errónea que se ha reproducido en tu mente hasta que has empezado a creer que era verdad.

Romper con este ciclo de pensamiento es fundamental para tu salud mental. Es importante que te des cuenta de que tú no eres tus pensamientos. Son sólo pensamientos aleatorios en tu mente, y no tienen nada que ver contigo. Tomar conciencia de tus pensamientos te ayudará a dominar la forma de aquietar tu mente. Se hablará más de esto en los siguientes capítulos.

· · ·

Cómo funciona el estrés

Tus pensamientos son una fuente importante de estrés. Para entender claramente cómo funciona el estrés con respecto a tus pensamientos, el psicólogo Albert Ellis utilizó un modelo llamado el modelo de estrés ABC. Este modelo sostiene que los acontecimientos externos (A) no son la razón de tus emociones (C), sino que hay que culpar a tus creencias (B) (Selva, 2018).

Otra forma de ver esto es que nuestros comportamientos y emociones (C) no están directamente influenciados por los acontecimientos de nuestra vida. Más bien están influidos por la forma en que procesamos y evaluamos cognitivamente (B) estos acontecimientos.

Este modelo va más allá al señalar que la forma en que respondemos al estrés no es un proceso inmutable. La forma en que los acontecimientos conducen a las creencias que llevan a determinadas consecuencias no es fija. La cuestión es que lo más importante es el tipo de creencia que elegimos mantener. Como seres humanos, tenemos el poder de cambiar lo que elegimos creer. Por eso, podemos gestionar el estrés aceptando las creencias racionales que tenemos y rebatiendo las creencias irracionales que nos engañan.

En pocas palabras, cambiar tu autoconversación negativa por una más optimista puede cambiar tus creencias negativas. La autoconversión positiva puede ayudarte a afrontar los retos de la vida.

La autoconversación es la conversación constante que mantienes con tu interior cuando nadie te escucha. Nadie puede escuchar tu autoconversación aparte de ti. Es la voz de tus pensamientos que te hablan. Estos pensamientos son poderosos, ya que pueden hacer que te sientas mejor o peor. La autoconversación positiva te llenará de una mentalidad positiva. Te impulsará a enfrentarte a la vida con valentía. La autoconversión negativa, por el contrario, intentará hundirte.

Una vez que seas consciente de tus pensamientos, podrás aprender a cambiar tu discurso negativo por uno positivo.

Cuando te enfrentas a los factores de estrés diarios, tu mente puede llenarse de pensamientos negativos sobre las experiencias que estás viviendo.

Puedes pensar que no eres perfecto, que no tienes control sobre tu felicidad, o que no puedes hacerlo, o que pedir ayuda es un signo de debilidad, etc. Evidentemente, este es un pensamiento destructivo. Puedes cambiar estos pensamientos cambiando tu forma de pensar. En última instancia, cambiarás tu forma de responder al estrés.

. . .

Respuestas conductuales al estrés

El estrés afectará a tus emociones. A su vez, esto significa que su comportamiento también cambiará. Entre los síntomas de comportamiento más comunes que experimentará como resultado del estrés se encuentran los cambios en su apetito. A menudo, notará que come demasiado o muy poco. Evitar las responsabilidades y postergarlas es otro síntoma de comportamiento común del estrés. El aumento del consumo de drogas y alcohol es también un cambio de comportamiento que se producirá en la mayoría de las personas. También se pueden mostrar comportamientos nerviosos como moverse, morderse las uñas y pasearse. Cuando se enfrenta al estrés, hay ciertas respuestas de comportamiento que comienzan a tomar forma en su vida.

Falta de motivación

El estrés no debe pasarse por alto, especialmente en lo que respecta a los objetivos incumplidos y la falta de motivación de las personas. Se ha demostrado que el estrés tiene un impacto negativo en la motivación.

De hecho, los científicos creen ahora que la fuerza de voluntad es finita simplemente porque su poder puede verse afectado por niveles excesivos de estrés. Hay que tener en cuenta que a veces el deseo de tener éxito está estrechamente ligado a los niveles de estrés. La mayoría de la gente tiende a pensar que la motivación es un rasgo de la personalidad, y tendemos a asumir que las personas no pueden tener éxito porque carecen de motivación. En realidad, la motivación es algo más que un rasgo de la personalidad. A pesar del fuerte deseo que uno tiene de triunfar, si tiene que lidiar con muchas cosas, sus niveles de motivación se verán afectados. Cuando se sufre mucho estrés, la motivación puede desaparecer.

Para entenderlo con claridad, considere cómo funciona un coche. Suponiendo que un coche utiliza la fuerza de voluntad como combustible, cada vez que el coche se encuentra con un viento en contra, se necesita más combustible para impulsarlo hacia adelante. Cuanto mayor es la resistencia a la que se enfrenta el coche, más fuerza de voluntad utiliza. Ahora bien, si uno no está satisfecho con su trabajo, por ejemplo, debido al entorno, el sueldo o las tareas diarias, todos esos factores se combinan en una fuente importante de descontento, y un individuo en esa situación quemará más fuerza de voluntad para hacerle frente.

Si sigues utilizando tu fuerza de voluntad cada día, te sentirás agotado al caer la noche. Esto lleva a una situación en la que incluso los pequeños retos parecerán insoportables. Es imprescindible que entiendas esto claramente. La mayoría de la gente piensa que las personas que no pueden alcanzar sus objetivos son perezosas.

Es posible que hayas tenido los mismos pensamientos sobre alguien que no ha logrado sus objetivos, o incluso sobre ti mismo. Sin embargo, la realidad es que el estrés puede ser el responsable de minar su motivación: el estrés se interpone efectivamente entre ellos y su visión o sus objetivos.

Cambio en los comportamientos sociales

El estrés también puede tener un gran impacto en la forma de interactuar con las personas que te rodean. Normalmente, el estrés provoca un retraimiento social. Por ejemplo, puedes pensar que evitar las reuniones sociales es la mejor manera de asegurarte de que la gente no te haga preguntas sobre tu carrera. Tal vez sientas que tu carrera no es tan buena como la de tus amigos. Con esta mentalidad, podrías optar por desconectar.

Cambio en el deseo sexual

El estrés cotidiano también puede tener un gran impacto en la libido. El aumento de la preocupación por los plazos de entrega en el trabajo, el dinero y otros problemas puede provocar una disminución de la libido. Por desgracia, esto puede ser una fuente importante de descontento en su relación. Como se ha comentado anteriormente, el estrés desencadena la liberación de sustancias químicas como la epinefrina y el cortisol. Estas hormonas deberían ayudar a su cuerpo a lidiar con el estrés, pero en cantidades excesivas, harán más daño que bien. Lo más probable es que provoquen una reducción de su deseo sexual.

El estrés y la ansiedad pueden afectar a su comportamiento, sus pensamientos, sus sentimientos y su salud en general. Ser capaz de señalar los desencadenantes comunes del estrés que le afectan le ayuda a gestionar eficazmente sus niveles de estrés y ansiedad. A partir de este capítulo, ahora te das cuenta de que el estrés puede causar mucho daño en tu vida. Puede que culpes a los astros y a la suerte porque las cosas no te salen bien. Sin embargo, el estrés podría ser la razón principal por la que estás sufriendo.

2

Tácticas generales para afrontar y manejar el estrés

Antes de entrar en detalles sobre la aplicación de técnicas de relajación efectivas, es importante informarle sobre las tácticas generales para afrontar el estrés y la ansiedad. Este capítulo se sumerge en la discusión de las formas prácticas en las que puedes aprender a lidiar con el estrés. Para que quede claro, el estrés no es algo con lo que se pueda bromear. Hay millones de personas que lo sufren en silencio. ¿Sabías que unos 40 millones de adultos en Estados Unidos sufren de estrés y ansiedad (Ducharme, 2018)? Si sientes que la vida te agobia porque hay demasiado que manejar, no estás solo. Sigue los consejos de este capítulo para dominar cómo lidiar con el estrés, especialmente en el entorno acelerado en el que vivimos hoy en día.

Consejos prácticos para afrontar el estrés Comprender que no se puede controlar todo.

. . .

Una forma de afrontar el estrés y la ansiedad es admitir que no tienes control sobre todo. Lo único que puedes hacer es cambiar tu forma de reaccionar ante las situaciones que se te presentan. Si tu relación no funciona, tal vez no seas tú quien tenga la culpa. Pon tu estrés en perspectiva. ¿Crees que es tan grave como piensas? Tal vez estés pasando por un atolladero financiero debido a las decisiones equivocadas que tomaste en el pasado. No tiene nada que ver con tu personalidad. Por lo tanto, puedes elegir cambiar tu forma de reaccionar, por ejemplo, optando por aceptar la responsabilidad de tus errores y empezar a tomar las decisiones correctas a partir de hoy.

Hazlo lo mejor que puedas

La gente se encuentra a menudo estresada porque no ha conseguido alcanzar sus objetivos en la vida. Cuando sientes que no has alcanzado tus expectativas, es probable que te sientas abrumado. Pensamientos destructivos ocuparán tu mente al pensar que no eres lo suficientemente bueno.

No te compliques la vida. ¿Quién ha dicho que hay que ser perfecto en todo lo que se hace? En lugar de aspirar a la perfección, esfuérzate por alcanzar la excelencia. Siéntete orgulloso de tus habilidades y celebra todos los progresos que hagas en el camino. Recuerda que se trata de construir tu confianza en la positividad. Puede que las cosas no hayan salido como habías planeado, pero estás orgulloso de ti mismo porque lo has hecho lo mejor posible.

Mantener una actitud positiva

Un aspecto admirable de las personas de éxito es que saben aprovechar el poder del pensamiento positivo. Estos individuos se distinguen del resto de nosotros simplemente porque entienden el poder de sus pensamientos. La noción de que puedes cambiar tu mundo cambiando tus pensamientos es simplemente fenomenal. De hecho, parece demasiado buena para ser verdad.

Mantener una actitud positiva es fácil cuando todo va bien. Tu carrera está funcionando, tu negocio es rentable, tus relaciones son fructíferas, etc. Todas estas buenas sensaciones pueden hacer que te sientas bien con tu vida. Por el contrario, cuando todo parece derrumbarse sobre ti, puede que te cueste ver algo positivo en lo que está pasando. Normalmente, es en este momento cuando tu actitud positiva se pone a prueba.

La noción de mantener una actitud positiva significa que debes hacer lo posible por sustituir los pensamientos negativos (destructivos) por otros positivos. Con esta mentalidad positiva, siempre verá lo bueno en todo, ya sea bueno o malo. Así que, si tu negocio está funcionando con pérdidas, puedes considerar esto como una oportunidad para aprender algo nuevo sobre cómo mitigar las pérdidas. Si tu matrimonio va por el camino de las piedras, puede ser una oportunidad para renovar vuestros votos y recordaros mutuamente lo que sentís. La idea es que busquéis lo bueno en todo lo que os ocurre.

Identifique los desencadenantes de su ansiedad

No es fácil resolver un problema cuando no se conoce su causa fundamental. Para hacer frente al estrés de forma eficaz, debes empezar por conocer los factores que desencadenan tu ansiedad.

¿Es tu situación económica, tu familia, tu trabajo o algo más lo que te consume? Escribir en un diario cómo se siente cada vez que está estresado puede ayudarle a identificar los posibles desencadenantes de la ansiedad. Esto se debe a que estará en mejor posición para señalar los patrones existentes en su forma de reaccionar ante el estrés.

En el proceso de identificar las causas subyacentes del estrés, intenta clasificar estas razones en tres grupos. En primer lugar, clasifica las razones que crees que pueden tener solución. En segundo lugar, agrupa las cosas que crees que mejorarán con el tiempo. Y en tercer lugar, agrupa las cosas sobre las que no tienes control.

. . .

Una vez que hayas hecho el ejercicio anterior, entiende que no tienes que preocuparte por las cosas de la segunda y tercera categoría. Para empezar, algunas de estas cosas mejorarán con el tiempo, por lo que no hay razón para rumiarlas. Por otro lado, algunas de las causas fundamentales de tu estrés están fuera de tu control. Lo mejor que puedes hacer para que no te afecten es aceptar las cosas como son y seguir adelante.

Limitar el alcohol y la cafeína

El alcohol y la cafeína son estimulantes. Esto significa que pueden alimentar tu ansiedad. Altas dosis de cafeína y alcohol pueden aumentar tus niveles de estrés. Si esto continúa, puedes correr el riesgo de sufrir otros problemas de salud mental como la ansiedad y la depresión. Beber mucha agua puede ayudar a combatir las ganas de consumir café.

Comer sano

Somos lo que comemos. Además de realizar ejercicios de relajación, para controlar el estrés es necesario comer alimentos saludables. Los alimentos saludables aportan al cuerpo nutrientes esenciales que ayudan a prevenir los efectos negativos del estrés, como la inflamación y la oxidación.

También sabemos que los alimentos saludables contribuyen positivamente a mantener un peso saludable.

El problema al que se enfrenta la mayoría de la gente hoy en día es que sus apretadas agendas no les facilitan preparar y comer comidas saludables. Es fácil que la gente se lance a comer alimentos cargados de grasa o ricos en azúcar como forma de darse un capricho. Como parte de la garantía de reducir o controlar sus niveles de estrés, es importante que desarrolle el hábito de comer alimentos saludables.

Si sabes que puedes caer en la tentación de recurrir a la comida basura, acepta la idea de preparar tu comida en casa.

De este modo, se reducen las probabilidades de consumir comidas poco saludables. Por supuesto, serás más consciente de las comidas que preparas. Por lo tanto, hay muchas posibilidades de que comas de forma saludable.

Ejercicio

. . .

Los dietistas suelen aconsejar que el mejor remedio para el estrés es hacer ejercicio con regularidad. Poner el cuerpo en tensión física ayuda a aliviar el estrés mental y la ansiedad.

Esto se debe a varias razones, como el hecho de que hacer ejercicio ayuda a reducir la hormona del estrés del cuerpo, como el cortisol. En última instancia, te beneficias porque el cuerpo liberará más sustancias químicas para sentirse bien (endorfinas) que mejoran tu estado de ánimo. Ésta es una de las principales razones por las que la gente se siente bien después de hacer ejercicio.

Otro beneficio de hacer ejercicio es que mejora la calidad del sueño. Después de trabajar duro en el gimnasio o salir a correr, descansarás mejor por la noche. El estrés y la ansiedad pueden afectar a la calidad del sueño, ya que la mente no deja de pensar. Una forma eficaz de ayudar a tu mente a calmarse es hacer ejercicio. Más adelante, en esta guía, se explicará más sobre este tema.

Tómate un tiempo libre

A veces, la mejor manera de afrontar una situación abrumadora es tomarse un tiempo de descanso. Puede que te esfuerces al máximo con la esperanza de que las cosas salgan bien, pero al final obtienes los mismos resultados. Lo único que tienes que hacer es tomarte un descanso.

El estrés puede pasarte factura. En situaciones normales, la gente puede verte como una persona cariñosa y amable. Sin embargo, cuando estás estresado, todos los rasgos positivos que la gente ve en ti pueden desvanecerse. Por lo tanto, el estrés puede afectar a tus relaciones porque tiende a silenciar tus buenos rasgos de personalidad.

Es crucial que encuentres un equilibrio entre ser responsable de otras personas y darte un tiempo a solas. Date cuenta de que está bien cuidar de ti mismo de vez en cuando. El autocuidado contribuirá en gran medida a que te encuentres a ti mismo y afrontes el estrés de forma más razonable. Por ello, considera la posibilidad de tomarte un tiempo para reflexionar y pensar en lo que tú necesitas y no en lo que los demás necesitan de ti. Esto es bueno para tu salud mental y emocional.

En la práctica, existen numerosas formas de afrontar el estrés y la ansiedad. Lo más importante es comprender que la forma en que reaccionas importa mucho. Hay situaciones en las que puede que no tengas control sobre los problemas que estás experimentando. Sin embargo, según el modelo ABC que aprendiste en el capítulo 1, tienes poder sobre tus pensamientos. Puedes cambiar lo que eliges creer. En lugar de creer que no puedes resolver los problemas que tienes a mano, date cuenta de que tienes el poder de reformular estos problemas. Puedes hacerlo viendo estos problemas desde una perspectiva positiva. Simplemente ten una actitud positiva hacia el mundo que te rodea y atraerás cosas buenas a tu vida.

3

Los fundamentos de las técnicas de relajación

Ahora entiendes el impacto que el estrés y la ansiedad pueden tener en tu vida. El estrés crónico puede ponerte en riesgo de sufrir complicaciones de salud como problemas digestivos, presión arterial alta, ansiedad y depresión, entre otros.

Las técnicas de relajación están pensadas para ayudarte a entrar en un estado mental tranquilo. Sólo cuando te sientes tranquilo eres capaz de controlar el estrés y reducir tus niveles de ansiedad. Este capítulo le presenta las técnicas básicas de relajación que se tratarán en detalle en este manual. En esta sección, comprenderá qué son las técnicas de relajación y los beneficios que debe esperar si las practica regularmente como se le aconseja.

¿Qué son las técnicas de relajación?

. . .

En pocas palabras, las técnicas de relajación se refieren a las estrategias que se utilizan para ayudar a reducir los niveles de estrés y ansiedad (Star, 2012). Hay que dejar claro que las técnicas de relajación que se discutirán aquí no sólo están destinadas a ayudarle a alcanzar un estado de paz mental. Estas estrategias están pensadas para garantizar que gestiones el estrés y la ansiedad de forma que no afecten a tu salud y bienestar.

Tal vez haya estado luchando con niveles abrumadores de estrés y ansiedad y se haya preguntado si existe un remedio natural para su condición. Las técnicas de relajación pueden ayudarte a liberar tu mente. Como ya hemos comentado, una de las causas fundamentales del estrés son tus propios pensamientos. En consecuencia, si puedes dominar cómo, relajas tu mente, puedes reducir el estrés y la ansiedad.

Su cuerpo entrará en un estado de lucha o huida cuando se enfrente a situaciones estresantes. En situaciones normales, esta respuesta al estrés está pensada para ayudarle a enfrentarse a un entorno en el que existe una amenaza potencial. Esto significa que algunos niveles de estrés y ansiedad son buenos para el organismo. El estrés crónico, en cambio, no es saludable.

. . .

Cuando se trata de esta forma de trastorno de ansiedad, la respuesta al estrés se activa con frecuencia en el cuerpo.

Provoca síntomas físicos desagradables como el aumento de la frecuencia cardíaca, el aumento de la sudoración, la respiración rápida y otros.

Las estrategias de relajación tienen un efecto opuesto al de la respuesta al estrés. Con la ayuda de estas técnicas, tu mente y tu cuerpo podrán relajarse. Los latidos de su corazón se reducen, las tensiones corporales disminuyen y los pensamientos destructivos disminuyen. Gracias a la sensación de relajación que obtendrá, conseguirá un mayor sentido de la autoestima y sus habilidades para resolver problemas mejorarán considerablemente.

Por qué es tan importante la relajación

Quizá se pregunte: ¿por qué es tan importante la relajación?

¿De dónde saco tiempo para relajarme? Si alguien le dijera que necesita relajarse, la primera pregunta que querría hacerle es ¿de dónde saca usted tiempo para relajarse? Tal vez estés siempre en marcha, haciendo lo posible para que tus hijos tengan un futuro brillante. De hecho, el ajetreo de la vida nos ha puesto en una situación en la que pensamos que estar ocupados es la única manera de tener éxito. El ambiente acelerado en el que vivimos nos ha impedido darnos cuenta de la importancia de tomarnos un tiempo para relajarnos.

A menudo olvidamos la importancia de alejarnos de las cosas que contribuyen a nuestros niveles de estrés y ansiedad. De lo que no nos damos cuenta es de que esa relajación nos proporciona la energía que necesitamos para hacer frente a nuestros factores de estrés diarios. Es importante reiterar el hecho de que no todo el estrés es malo. El estrés leve puede empujarnos a hacer algo que sea beneficioso para nosotros mismos.

Sin embargo, pasar por altos niveles de estrés con frecuencia puede tener efectos perjudiciales para nuestra salud mental, física y emocional.

La sobrecarga de estrés puede dar lugar a síntomas físicos como tensión en los hombros y el cuello, dolores de cabeza, fatiga, mareos, malos hábitos de sueño, etc. Dado que el cerebro libera la hormona del cortisol con mayor frecuencia, su estado mental también se verá afectado. A menudo te encontrarás preocupado en exceso, pensando en cosas más allá de lo proporcional, con problemas para tomar decisiones y con problemas de concentración. Es probable que sienta que ha perdido el control de sus pensamientos y que su mente le controla. Desde el punto de vista emocional, te sentirás agobiado por mucha ansiedad y con la autoestima disminuida.

. . .

Esto puede llevar a la depresión. Tu comportamiento también cambiará, ya que careces de control sobre tus pensamientos y emociones. La gente puede encontrarte agresivo o antisocial, o puedes caer en comportamientos autodestructivos como el abuso de drogas y alcohol.

Cada vez que pones tu cuerpo y tu mente en un estado de relajación, aumentas el flujo de sangre alrededor de tu cuerpo.

Esto significa que la energía se extiende por todos los rincones de tu sistema. El beneficio obtenido aquí es que tendrás una mente más tranquila y clara que es capaz de tomar las decisiones correctas en el momento adecuado.

Cuanto más decisiones correctas tomes, más construirás tu vida sobre la base de la positividad. La relajación reduce la presión arterial al disminuir el ritmo cardíaco.

A su vez, esto alivia la tensión en tu cuerpo. Con el aumento del flujo sanguíneo en todo tu sistema, la digestión también mejorará.

. . .

Normalmente, cuando tu cuerpo y tu mente están estresados, esto da lugar a respuestas emocionales y de comportamiento anormales. Puedes enfadarte por una cuestión insignificante sólo porque estás estresado. También es fácil frustrarse cuando las cosas no salen como uno esperaba. La relajación reduce la probabilidad de que ocurran estas experiencias. Con el estado mental claro que alcanzarás, estarás mejor situado para reaccionar bien ante el estrés y la ansiedad. Serás más consciente de tus pensamientos. Esto se traduce en una forma consciente de abordar los retos diarios que parecen agobiarte.

Hay una gran diferencia entre relajarse al final del día mirando la televisión o navegando por las páginas de las redes sociales y practicar las estrategias de relajación que se analizarán en esta guía. La relajación exige que cambies tu ritmo de vida. Las actividades que te ayudarán a relajarte incluyen el uso de técnicas de relajación como la respiración profunda, la visualización, la relajación muscular progresiva, la meditación física y el escaneo corporal. Estas estrategias de relajación son útiles ya que llevan a tu mente y a tu cuerpo a un estado de verdadera paz interior.

Prepare su mentalidad

El concepto de relajación puede parecer fácil, pero la mayoría de las personas siguen teniendo problemas cuando se les pide que relajen su cuerpo y su mente. El aspecto difícil de la relajación es que requiere que se vuelva a centrar la mente. Por supuesto, hay ciertas cosas que pueden preocuparte de forma habitual. Tal vez te estreses por problemas laborales o familiares. Los desafíos financieros que puedas estar experimentando podrían llenar tu mente de pensamientos destructivos sobre tu futuro. Para aprovechar los beneficios de la relajación para la salud, es fundamental que desconcentres tu mente de estos problemas. Debes imaginarte a ti mismo sintiéndote feliz y agradecido por las cosas buenas que tienes, o que esperas tener.

Puede que tengas la impresión de que reenfocar tu mente es un reto porque hay muchas cosas que pasan en tu vida. Pues bien, aquí es donde nuestra meditación guiada te ayudará. Las técnicas de respiración y meditación física te ayudarán a escuchar tus pensamientos y a reenfocarlos.

Las técnicas de relajación que se exponen en esta guía están pensadas para ayudarte a transformar tu vida en general. Pero antes de que esto ocurra, tienes que desarrollar una mentalidad positiva hacia lo que vas a hacer. Piensa en el dolor por el que has pasado todos estos años o los últimos meses/semanas. Tal vez la vida te ha empujado hasta el punto de sentir que te rindes. Puede que hayas sentido que todo es una lucha. Siempre te has esforzado mucho y nada parece funcionar. También puede ser que tus problemas personales te han agobiado y esto haya afectado a todas las facetas de tu vida.

Como ya se señaló en el capítulo 1, el estrés puede extinguir rápidamente tu motivación. El mero hecho de que no hayas conseguido tus objetivos no significa que seas perezoso o que tengas mala suerte. El estrés y la ansiedad pueden ser la causa de todos los problemas que estás atravesando. Es por esta misma razón que antes de empezar a practicar las técnicas de relajación de esta guía debes asegurarte de conocer tu objetivo.

Desarrolla una mentalidad positiva hacia todo lo que vas a hacer para asegurarte de que manejas tu estrés y bajas tus niveles de ansiedad. Debes darte cuenta de que el viaje hacia la consecución de un estado mental pacífico puede no ser fácil desde el principio. Sin embargo, es a través de su práctica continua de estas técnicas de relajación que usted dominará cómo poner su cuerpo y mente en un estado de tranquilidad.

Así que espera que tu mente divague de vez en cuando. Nunca has hecho esto antes. Por lo tanto, es normal que tu mente piense en cosas negativas cuando estás intentando centrarte en lo positivo. Cuando esto sucede, debes aumentar la conciencia de tus pensamientos y reconocer que tu mente está vagando.

· · ·

Esto es lo que la respiración y las técnicas de escaneo corporal te enseñarán. Está bien cometer errores al practicar las técnicas de relajación las primeras veces.

Seguro que no lo haces bien como se recomienda en el manual, así que intenta mejorar, pero no te martirices por ello.

Esfuércese por conseguir un estado mental más tranquilo cada vez que practique las técnicas de relajación de este libro. Si te centras en la mejora diaria, ten por seguro que dominarás cómo relajar tu cuerpo y tu mente y te beneficiarás de ello.

Encontrar tiempo para relajarse

En consonancia con la idea de la relajación, no podemos pasar por alto el concepto de tiempo. La mayoría de las personas se lanzan a la idea de la relajación con la esperanza de que les resulte fácil acordarse de practicar las técnicas de relajación cada día. La alegría de probar un nuevo reto puede inspirarle a empezar con una nota alta. Luego la vida pasa y de repente te das cuenta de que no tienes tiempo para dedicarte a estas técnicas de relajación a diario como hubieras querido.

. . .

Es lo mismo que le ocurre a la gente cuando empieza a hacer ejercicio. Al principio, las cosas parecen interesantes simplemente porque estás haciendo algo nuevo. Con el tiempo, el entusiasmo se desvanece. Antes de que te des cuenta, estás dando prioridad a otras cosas mundanas sobre el ejercicio. No es hasta más tarde cuando vuelves a darte cuenta de que hacer ejercicio es importante para tu mente y tu cuerpo.

En realidad, la vida puede ser muy ajetreada.

Por lo general, las exigencias de la vida pueden impedir que nos demos cuenta de que es importante tomarse un tiempo libre para desconectar y relajarse. Por ello, es muy importante encontrar formas de encajar las estrategias de relajación en tu apretada agenda. No dé por sentado que va a practicar las técnicas de relajación por la mañana y por la noche. Es fundamental que reorganice su vida para garantizar que tiene tiempo para practicar las técnicas de relajación que se tratarán en esta guía. Si quiere obtener los beneficios de estas técnicas en sólo 7 días, la constancia es la clave.

Entonces, ¿cómo encontrar tiempo para relajarse? Registra cómo pasas el tiempo

. . .

El secreto para encontrar tiempo para tu práctica de relajación es registrar cómo utilizas el tiempo. Empieza por evaluar tu agenda para determinar si hay ciertas actividades que te roban tu precioso tiempo. Con el entorno digitalizado en el que vivimos, hay muchos "ladrones de tiempo" que puedes señalar. Algunos de estos ladrones son la televisión, Internet e incluso las personas tóxicas. Por ejemplo, puede que no te des cuenta de que pasas más de 40 minutos al día navegando por tus páginas de redes sociales. ¿Por qué no te planteas destinar ese tiempo a relajarte? Después de todo, algunas de las técnicas de relajación de esta guía requieren menos de 30 minutos.

Externalizar actividades

Otra forma eficaz de encontrar un tiempo de relajación es subcontratar algunas actividades.

Hay ocasiones en las que estamos demasiado ocupados para darnos cuenta de que no podemos hacerlo todo nosotros mismos. Delegar tareas puede ayudarte a regalarte algo de tiempo libre para practicar el autocuidado mediante estrategias de relajación.

Aprende a decir no

. . .

También es importante aprender a decir que no a algunas de las tareas que se te asignan. No aceptes tareas que no puedas llevar a cabo. Puede que pienses que decir que no es ofensivo, pero desde una perspectiva positiva, decir que no también significa darte algo de tiempo libre. Puedes utilizar este tiempo para relajar tu cuerpo y tu mente como forma de afrontar el estrés y la ansiedad.

Concéntrese en su respiración

A pesar de todos tus esfuerzos por encontrar tiempo, puede que te des cuenta de que en realidad no tienes tiempo para nada. Pues bien, ¿adivina qué? Puedes practicar técnicas de relajación respiratoria en tan sólo unos minutos. Puedes tomarte unos minutos en un lugar tranquilo y concentrarte en tu respiración durante menos de 5 minutos. Lo bueno es que también puedes hacerlo incluso estando en un ambiente tenso.

Más adelante, en esta guía, se hablará en detalle de esto.

Desenchufe

La mayoría de las personas que acostumbran a navegar por Internet piensan que es la mejor manera de matar el tiempo y relajarse. Desgraciadamente, la información que alimenta su mente a través de estas páginas hace más daño que bien. En lugar de coger tu smartphone para navegar, ¿por qué no utilizas este tiempo para practicar el ejercicio de respiración que más te conviene? Al final del día, habrás bajado tus niveles de estrés y te sentirás con más energía y preparado para afrontar cualquier reto que se te presente.

Gane su día por la mañana

Empieza el día con una nota positiva despertándote temprano.

La ventaja de despertarse temprano es que tienes algunas horas extra para realizar actividades que no habrías encontrado tiempo para hacer más tarde en el día. En este caso, deberías crear el hábito de meditar por la mañana. Esto te permite ganar el día por la mañana. Empezar el día con una buena nota con afirmaciones positivas puede ayudarte a conseguir más cosas en la vida. Con esta mentalidad, puedes gestionar mejor el estrés.

Concierte una cita - Con usted mismo

. . .

También es imprescindible que programes tu "tiempo para mí". Considere su tiempo de relajación como cualquier otra cita importante a la que deba asistir. Anotar que tiene una cita con usted mismo aumentará la probabilidad de realizar la actividad. Recuerde que es usted quien se beneficia de las estrategias de relajación que se van a analizar. Llevas demasiado tiempo sufriendo en silencio y ha llegado el momento de superar la ansiedad y el estrés. Comprométete con el proceso y obtendrás los beneficios en pocos días.

Ahora que entiendes lo que son las técnicas de relajación y su relevancia, pasemos al siguiente capítulo en el que empiezas a prepararte para la primera estrategia de relajación. Es importante que leas el capítulo 3 antes de pasar al capítulo 4. Tienes que desarrollar la mentalidad adecuada para permitir que las técnicas de relajación te ayuden. Sin esto, será difícil que notes algún cambio en cuanto a la relajación de tu mente y tu cuerpo. Cuando esto ocurra, es posible que te desanimes, ya que las técnicas analizadas podrían no funcionar. Por esta razón, la preparación mental es clave para asegurar que coseche los beneficios de tomarse un tiempo para relajarse.

4

La fase de examen; sea su propio médico

Por lo general, antes de que un médico pueda determinar de qué se trata, tendrá en cuenta los síntomas que experimenta. Tus síntomas les ayudarán a asegurarse de que te proporcionan la medicación adecuada. De la misma manera, el manejo del estrés y la ansiedad requiere que entiendas los síntomas que estás mostrando. Los síntomas del estrés varían de una persona a otra. Esto se debe a que las personas afrontan el estrés de forma diferente. Algunas personas pueden considerar ciertos síntomas como leves. Otras pueden considerar síntomas similares como abrumadores. En consecuencia, es importante entender cómo te afecta el estrés desde una perspectiva personal.

Este capítulo requiere que te examines a ti mismo mientras te esfuerzas por comprender cómo el estrés afecta a tu cuerpo y a tu bienestar general. Esta evaluación personal pretende ayudarle a tomar conciencia de sus pensamientos, emociones, comportamiento y reacciones a su entorno inmediato.

Para ayudarte a realizar esta autoevaluación, definiremos algunos de los signos y síntomas de la sobrecarga de estrés.

Signos y síntomas de la sobrecarga de estrés Síntomas cognitivos

El estrés puede ser algo que le ocurra con más frecuencia de la que le gustaría. Es probable que te encuentres constantemente preocupado por tu futuro o por los errores que has cometido en el pasado. También puede ser que no estés seguro de lo que ocurre en tu vida. Es posible que tus amigos y familiares te hayan señalado que siempre pareces estresado. En realidad, el estrés puede causar numerosos problemas en tu vida, especialmente en lo que respecta a tus capacidades cognitivas. Los siguientes son síntomas cognitivos que te indicarán que necesitas controlar el estrés antes de que cause más daño a tu vida.

Preocupación constante

. . .

¿Te encuentras a menudo preocupado por cosas que aún no han sucedido? Tal vez no dejas de pensar en "¿Y si...?". ¿Y si las cosas van mal en un futuro próximo? Si te encuentras haciéndote estas preguntas, entonces estás estresado. Las personas que se preocupan constantemente aumentan sus niveles de ansiedad. A su vez, esto contribuye a aumentar los niveles de estrés. Aunque está bien preocuparse por algo, la preocupación excesiva puede afectar a la salud mental. Las personas que se preocupan constantemente se preocupan incluso cuando las cosas van bien.

Olvido

También es posible que se olvide de cosas importantes en su rutina diaria. Si este es el caso, podría ser un indicio de que está lidiando con una sobrecarga de estrés. En el trabajo, podría olvidarse de proyectos importantes que debería haber completado. Lo mismo ocurrirá con su vida personal, ya que podría olvidar acontecimientos familiares cruciales. Olvidar cosas es normal. Sin embargo, en casos extremos, puede costarle su trabajo o sus relaciones.

Desorganización

Si notas que la gente que te rodea se queja de tu forma de vida desorganizada, podrían estar señalándote una bandera roja de que estás estresado. Cuando estás desorganizado, podrías encontrarte extraviando cosas que son importantes para ti. De hecho, también puedes deshacerte por error de objetos que son esenciales. Tu naturaleza desorganizada también podría influir en la forma en que priorizas las tareas. En última instancia, esto afectará a su productividad.

Problemas de concentración

¿Le cuesta concentrarse en una sola tarea o actividad? Cuando estás estresado, hay muchas cosas que pasan por tu mente. Por ello, el desorden mental le impedirá concentrarse.

Si no puedes concentrarte en una sola tarea a la vez, definitivamente te costará terminar las tareas a tiempo. Tu productividad se verá afectada, y esto provocará más estrés.

Pensamientos de carrera

Si notas que tu mente no puede calmarse, es otro signo de estrés. Los pensamientos acelerados pueden afectar a tu capacidad de tomar decisiones. Un minuto estás pensando en hacer algo y al minuto siguiente tu mente está pensando en otra cosa.

. . .

Esto puede impedirte actuar porque no estás seguro de lo que debes hacer. A menudo, esta indecisión provoca estrés y ansiedad. Al final, puedes optar por no hacer nada porque tienes demasiado miedo de cometer errores. El problema es que no actuar sólo contribuye a acumular más y más estrés. En consecuencia, si sientes que tu mente está constantemente acelerada con todo tipo de pensamientos, esto podría ser un signo de angustia.

Malos juicios

Las personas estresadas son más propensas a tomar decisiones equivocadas simplemente porque se sienten abrumadas.

Cuando hay muchas cosas en marcha en tu vida, es posible que quieras decir que sí a todo sólo para quitarte a la gente de encima.

Como tomará decisiones precipitadas, es probable que tome decisiones equivocadas que afectarán a su vida personal y profesional.

En la mayoría de los casos, descubrirás que sigues arrepintiéndote de haber tomado ciertas decisiones. Esto sucede porque nunca pensaste en las cosas para determinar si estabas tomando la decisión correcta o no.

Perspectivas pesimistas

Las personas que sufren de estrés crónico tienden a centrarse sólo en lo negativo. El estrés puede hacer que tu vida sea miserable. Dado que tu mente está llena de pensamientos destructivos, es difícil notar algo bueno en lo que te ocurra en la vida, y siempre esperarás que ocurra lo peor. Tu motivación se desvanecerá ya que tienes una visión pesimista de las cosas. Por lo tanto, esperarás fracasar en todo lo que hagas. Por supuesto, no puedes tener éxito si sigues centrándote en la negatividad.

Síntomas psicológicos y emocionales

El estrés también puede afectar a tu bienestar psicológico y emocional. Algunas de las señales a las que hay que prestar atención se comentan sucintamente en las siguientes líneas.

Depresión

. . .

El estrés también puede manifestarse en forma de un estado de ánimo persistente o grave. Esto es lo que la Anxiety and Depression Association of America (ADAA) define como depresión. Existe una fuerte correlación entre los altos niveles de estrés y las primeras etapas de la depresión. Si sientes que siempre te sientes decaído, es una clara señal de que estás estresado.

Ansiedad

La ansiedad es cuando te enfrentas a un temor abrumador.

Puede que no estés triste, pero sientes un miedo abrumador por lo que pueda pasar. Aquí es donde llenas tu mente con preguntas del tipo "qué pasaría si". La cuestión es que temes las cosas que creas en tu mente. Puede que te preocupe pensar que te despidan o que tu cónyuge te deje. Estos son pensamientos destructivos que ocupan mucho espacio en tu mente.

La preocupación constante puede acabar provocando estrés.

Tensión

. . .

La tensión es también otro síntoma común del estrés. Aunque un poco de tensión se considera útil, la tensión constante puede acabar contribuyendo a aumentar los niveles de estrés. Por lo general, la tensión puede surgir si estás lidiando con una relación difícil.

Quizá siempre estés chocando con tu pareja. Demasiada competencia a tu alrededor también puede hacer que te pongas tenso con más frecuencia. En este sentido, en lugar de hacer las cosas con normalidad, la tensión puede hacer que sientas que hay mucha presión con la que lidiar. Al final, esto afectará a tu rendimiento.

Un cierto nivel razonable de tensión es útil. Está ahí para animarte a dar los pasos necesarios para salvar una situación. Si hay una tensión en tu relación, la tensión debería motivarte a tomar medidas correctivas para resolver el problema. La tensión debe ser un sentimiento a corto plazo que desaparezca después de algún tiempo. Si te sientes constantemente tenso, eso indica que necesitas hacer cambios importantes en tu vida.

Inseguridad

También es posible que te sientas inseguro a causa de los distintos signos psicológicos del estrés. Cuando te sientes inseguro, esto puede afectar a la forma en que piensas en ti mismo.

. . .

Por ejemplo, puedes acabar pensando que no aportas ningún valor al mundo que te rodea. En el trabajo, podrías pensar que estás rindiendo menos de lo esperado. Los duros juicios sobre uno mismo y las comparaciones inútiles pueden hacer que te sientas inferior a las personas que te rodean. Las personas que sufren de estrés tendrán dificultades para apreciar lo que tienen o lo que son capaces de lograr. Normalmente, esto es lo que contribuye a la inseguridad.

A veces, cuando las cosas parecen estar fuera de control, es fácil que uno crea que es responsable. Esto puede socavar su autoestima. Hay que tener en cuenta que la autoestima no se define necesariamente por lo que se consigue. Más bien, se define por lo que uno es. Aumentar tu autoestima te ayuda a tener valor frente a esos síntomas psicológicos del estrés.

Desconexión

Para ser sinceros, hay momentos en los que todos sentimos que no estamos motivados para trabajar. Es una experiencia normal por la que hay que pasar. Al fin y al cabo, no se puede estar motivado las 24 horas del día. Sin embargo, en otros casos, esa falta de motivación puede salirse de control.

Es posible que sientas constantemente que el trabajo que realizas sólo está ahí para ayudarte a ganar algo al final del día. Este sentimiento negativo puede llevar a la desvinculación.

También hay situaciones en las que te encuentras con que te quedas atrás en las expectativas que te habías marcado. Tal vez habías planeado lograr algo en dos o tres meses, pero te quedaste corto. Entonces, te esfuerzas por hacer más con la esperanza de ponerte al día. Poco a poco, esto te lleva a desentenderte de la vida. Empiezas a centrarte demasiado en el trabajo, ya que tienes poco tiempo para establecer verdaderos vínculos, y encuentras menos tiempo para dedicarte a las actividades que te gustan.

En cuanto al trabajo, llega un punto en el que pierdes el foco en lo que es importante.

Te obsesionas con los ingresos, las ganancias o la cantidad de trabajo que entregas. De hecho, esto es lo que se denomina desentenderse. Una de las cosas más importantes que puedes perder en la vida es el propósito. Pierdes el propósito en lo que haces. Al perder el contacto con las personas que habrían hecho que la vida tuviera sentido para ti, no encuentras la alegría de hacer lo que haces. Acabas sintiendo que tu vida es un círculo vicioso constante en el que no consigues nada.

. . .

En casos extremos, puedes preguntarte: "¿Qué sentido tiene hacer todo esto si no voy a ser más feliz?". La verdad es que necesitas volver a comprometerte con la vida. Esto significa establecer conexiones significativas con las personas que te rodean. En cierto modo, esto te ayudará a crear tu propia felicidad.

Aislamiento

Tu trabajo u otras situaciones de la vida también pueden hacer que te sientas aislado de vez en cuando. Esto puede hacer que te sientas excluido. Si tienes problemas, puedes sentir que no hay nadie con quien hablar o que nadie puede ayudarte. El problema del aislamiento repetido es que puede hacer que te alejes de la gente. Poco a poco, pierdes las conexiones con personas importantes en tu vida. Esto puede continuar hasta que llegue un punto en el que sientas que necesitas abrirte a alguien y no tengas a nadie a quien recurrir.

Por desgracia, es posible que la gente que te rodea no se dé cuenta de que estás ausente.

Esto se debe a que la gente está demasiado ocupada lidiando con sus propios problemas: puede que no tengan mala intención, pero puede que estés sufriendo en silencio.

. . .

Los síntomas psicológicos pueden afectar a su vida de muchas maneras. El problema de estos síntomas es que son difíciles de percibir. Es posible que las personas que te rodean no se den cuenta de que estás sufriendo, simplemente porque no pueden ver o entender el funcionamiento interno de tu mente. Sólo cuando te abras a los demás podrán ayudarte.

Síntomas de comportamiento

Los problemas se resuelven fácilmente si se puede identificar su causa de origen. El mismo principio se aplica cuando te enfrentas al estrés. Tus comportamientos también pueden ayudarte a identificar si estás sufriendo estrés. En comparación con los síntomas psicológicos y cognitivos del estrés, los síntomas conductuales pueden identificarse fácilmente. Las personas que te rodean también pueden notar tu cambio de comportamiento debido al estrés. Esto no significa que debas esperar a que la gente te diga que tu comportamiento ha cambiado. Para poder disfrutar de la vida, es fundamental que seas consciente de los posibles síntomas de comportamiento.

Algunos de estos síntomas se describen a continuación.

Dificultades para dormir

· · ·

Dormir bien a menudo requiere que uno se relaje. Si no dejas de rumiar el pasado y el futuro, puedes sentirte preocupado y ansioso. Puede resultar difícil desconectar el cerebro y dormirse. Por este motivo, las personas estresadas suelen dar vueltas en la cama toda la noche.

La vida, tal y como la conocemos, es todo un reto. La gente tiene mucha presión a la que enfrentarse cada día. Normalmente, la gente hace el esfuerzo de sacrificar sus horas de sueño para asegurarse de cumplir sus objetivos y aspiraciones.

Dormir menos horas puede parecer la mejor manera de seguir el ritmo de las actividades diarias. Sin embargo, no hay que ignorar la importancia del sueño para una salud óptima.

No dormir lo suficiente puede afectar a tu productividad al día siguiente. Te sentirás cansado y es probable que quieras saltarte algunas actividades importantes sólo porque necesitas descansar. Si sigue suprimiendo el sueño, es innegable que se quedará atrás en su rendimiento. Esto contribuirá a aumentar los niveles de estrés. Parece que no puedes hacer las cosas a tiempo. Las emociones negativas te pasarán factura y el estrés seguirá aumentando.

. . .

Falta de productividad

La gestión del tiempo se convierte en un gran problema cuando una persona está estresada.

El problema es que puede abrumarse a sí mismo asumiendo demasiadas tareas que no puede manejar. También podría evitar las tareas porque intenta evitar la responsabilidad. La procrastinación también podría ser la razón por la que sigue postergando las tareas hasta el último minuto. Este es un rasgo común de las personas estresadas.

Hay que dejar claro que tu mala gestión del tiempo podría no implicar explícitamente que estés estresado. Si has estado gestionando bien el tiempo y, de repente, notas que pierdes mucho tiempo, podría ser un indicio de que algo no va bien.

Tal vez te resulte difícil seguir el ritmo de algunas tareas que antes te resultaban fáciles de realizar. A veces incluso puedes sentir que te estás sobrecargando con cosas que no puedes manejar. Tu falta de productividad debe ser bien revisada, ya que podría indicar que estás lidiando con el estrés.

. . .

Retirada

El estrés tendrá un impacto significativo en tu confianza y autoestima. Cuando estás estresado, hacer frente a las situaciones sociales se convierte en un problema importante.

El comportamiento de evasión se irá introduciendo poco a poco, y harás todo lo posible por evitar las situaciones sociales para proteger tu frágil autoestima.

A veces ni siquiera te das cuenta de que estás condibujando porque tiendes a asumir que es algo común. Por ejemplo, puede que tus amigos te inviten a comer, pero tú decidas evitar ir porque crees que no puedes enfrentarte a un grupo grande de personas. También es posible que evites el trabajo porque no confías en ti mismo para llevar a cabo una determinada tarea. Estos signos de retraimiento no deben tomarse a la ligera. Son una indicación de que probablemente estés lidiando con el estrés y la ansiedad.

Agotamiento

Una persona estresada suele tener la sensación de estar corriendo de una situación de emergencia a otra. Esto significa que pueden no encontrar suficiente tiempo para descansar. Si te sientes constantemente fatigado, puede ser un indicio de que te sientes abrumado y de que estás estresado.

Comportamiento adictivo

Las personas estresadas pueden vivir en negación durante demasiado tiempo. Puede que no se den cuenta de que están estresados hasta que sea demasiado tarde para dar marcha atrás. En situaciones en las que los individuos no son conscientes de que están estresados, podrían recurrir a soluciones a corto plazo para ayudarles a sentirse bien. Pueden recurrir a las drogas y al alcohol en busca de alivio. Lo que la gente puede no darse cuenta es que esas soluciones a corto plazo tienen consecuencias perjudiciales a largo plazo.

La idea de recurrir a las drogas y al alcohol como forma de afrontar el estrés debería ser lo último que se te ocurra.

Si bebes o consumes drogas para escapar de una situación que no quieres manejar, entonces tienes un problema de dependencia. Debes darte cuenta de que es mejor afrontar tus problemas que ahogarlos en alcohol o en cualquier otra droga. Tus problemas no desaparecerán sólo porque decidas ignorarlos.

. . .

De hecho, cuanto más los ignores, mayores serán los problemas. Al final, querrás beber más para liberar tu mente de tener que pensar en el problema. Aquí es donde te vuelves adicto.

Hábitos alimentarios poco saludables

El estrés también lleva a las personas a buscar consuelo en lo que comen. La mayoría de la gente querrá picar alimentos poco saludables, ya que proporcionan un alivio temporal a una mala sensación por la que uno puede estar pasando. Es esa buena sensación que se tiene cuando se comen patatas fritas la que hace que se quiera comer más de ellas cuando uno se siente mal. Estos alimentos no son nutritivos, y ese exceso de consumo puede provocar enfermedades relacionadas con la salud, como hipertensión arterial, obesidad y enfermedades cardíacas, entre otras.

Las personas responden de forma diferente al estrés. Mientras que algunas comen en exceso, otras evitan comer.
 Normalmente, esto ocurre cuando los individuos tienen una percepción negativa de su propia imagen. También puede ocurrir cuando tienen actitudes negativas hacia la comida.

. . .

Cualesquiera que sean las razones por las que se evite la comida, se pueden sentir efectos devastadores si esto no se modifica.

Hay una buena razón por la que siempre se aconseja comer bien. Comer alimentos saludables proporciona a tu cuerpo nutrientes importantes para un funcionamiento óptimo, mientras que los alimentos poco saludables te impiden rendir al máximo. Piénsalo así: cuando comes alimentos saludables, te sientes bien contigo mismo. Sabes que has tomado la decisión correcta, y esto te provoca buenos sentimientos. En cambio, comer alimentos poco saludables te hace preocuparte. Puede que te preocupe ganar peso poco a poco o sufrir cualquier efecto negativo de tus malos hábitos alimenticios.

Este capítulo le ha abierto los ojos para darse cuenta de que usted puede ser su propio médico. Esto significa que puede realizar una prueba de autoevaluación antes de recurrir a las técnicas de relajación que se describirán en esta guía. Es muy importante que comprendas la importancia de conocer los síntomas de estrés que presentas. Podría decirse que, al aumentar su conciencia de estos síntomas, estará en mejor posición para gestionar eficazmente su estrés. Esto es algo que puedes hacer cada vez que notes que estás mostrando algunos de los signos que se han discutido aquí.

. . .

No permitas que el estrés y la ansiedad te agobien mientras puedas utilizar las técnicas de relajación que se describen en esta guía para controlar tu situación. Te mereces ser feliz y te debes a ti mismo utilizar técnicas de relajación para calmar tu mente y encontrar la paz interior.

5

Guía de técnicas de respiración

INSPIRA PROFUNDAMENTE. Haz una pausa de un segundo y déjalo salir. ¿Cómo te sientes después? Puedes notar que hay un alivio repentino que tu cuerpo experimenta con esa respiración profunda. Los ejercicios de respiración son una poderosa herramienta para ayudarte a aliviar el estrés y la ansiedad.

Hacer que estos ejercicios formen parte de tu rutina diaria puede suponer una gran diferencia en tu capacidad para controlar el estrés y reducir tus niveles de ansiedad.

En este capítulo, obtendrás información sobre cómo utilizar la respiración para aumentar la conciencia de tu ser interior.

. . .

También aprenderá a utilizar estos ejercicios de respiración para liberar la tensión del cuerpo y relajarse. Y lo que es más importante, sabrás cómo reducir o aliviar los síntomas del estrés.

Introducción a la respiración

Cada día hay ciertas actividades en nuestra lista de tareas que consideramos normales. Solemos pensar en algunas de estas actividades con frecuencia, por ejemplo, comer y beber. De hecho, si tienes sed, es posible que pienses en buscar un vaso de agua. Lo mismo ocurre si tienes hambre. Puede que estés pensando en tu próxima comida.

Sorprendentemente, hay ciertas cosas que hacemos todos los días y en las que no pensamos en absoluto. ¿Cuándo fue la última vez que pensó en cómo respira? Tal vez sea algo en lo que nunca piensas, a menos que estés muy resfriado o que practiques una carrera de larga distancia. A menudo, la gente da por sentada la respiración. Lo interesante de la vida es que continúa incluso cuando no eres consciente de ello.

La respiración es fundamental para su supervivencia. Tu vida depende de ella. Con cada respiración que haces, respiras vida: introduces oxígeno en el cuerpo y liberas dióxido de carbono como producto de desecho.

· · ·

Los pulmones son los órganos responsables de la respiración.

Los pulmones forman parte del sistema respiratorio. Puede que no veas tus pulmones, pero puedes sentirlos fácilmente en funcionamiento cada vez que inhalas y exhalas.

Coloca las manos en el pecho. Inhala y exhala profundamente. Al inspirar, el pecho se expande.

Al expirar, el pecho vuelve a su tamaño habitual. La expansión y la contracción del pecho se deben a la acción de los pulmones.

Sabes cómo respirar, pero es probable que no estés aprovechando al máximo tus pulmones. Por desgracia, esto hace que desperdicies cada aliento de energía extra que hubieras aprovechado. No eres el único. La mayoría de las personas nunca son conscientes de su respiración. En la actualidad, los malos hábitos respiratorios son bastante comunes.

Como ya hemos dicho, es muy probable que nunca hayas pensado en la íntima relación que existe entre tu respiración, tu mente y tu cuerpo.

. . .

Vale la pena señalar que, al ser consciente de la respiración, se tiene el poder de transformar y fortalecer tanto la mente como el cuerpo. El ser humano es capaz de transformarse a sí mismo hasta un grado que supera la comprensión científica. Desgraciadamente, la vida moderna ha llevado a la gente al extremo, y dan por sentada su respiración. La gente se apresura día y noche para ganarse la vida, y esto nos ha desconectado de nuestro cuerpo. El efecto negativo que se experimenta aquí es que olvidamos el don de la respiración pacífica y profunda que se nos concedió al nacer.

Afortunadamente, nunca es demasiado tarde para empezar a escuchar a tu cuerpo.

Los ejercicios de respiración que aquí se comentan deberían ayudarte a reconectar con tu cuerpo y tu mente y a cosechar los beneficios de la calma que obtienes.

Eficacia de la respiración para aliviar los síntomas de estrés y ansiedad

Los ejercicios de respiración son una gran herramienta para estar más en contacto con el cuerpo, la mente y el espíritu. La respiración consciente puede ayudar a traer la mente al momento presente. Igualmente, dicha respiración puede ayudar a llevar tu atención a la energía de tus emociones.

Cuando las emociones negativas parecen agobiarte, la respiración consciente puede aumentar tu conciencia de estas emociones y de cómo te están afectando.

Cada vez que estás estresado, la energía negativa de tus emociones puede pasarte una gran factura. Afecta a tu forma de sentir, de reaccionar y de tomar decisiones. Con la ayuda de la respiración consciente y profunda, puedes desviar tu atención de la energía negativa de tu cuerpo. Esto ayuda a liberar el peso de estas emociones que pueden ser bastante debilitantes. La respiración consciente tiene otros beneficios, como el hecho de que ayuda a aumentar el flujo de oxígeno y el estado de alerta.

Su cuerpo también puede desintoxicarse más fácilmente cuando practica la respiración repetidamente durante el día.

Aunque la respiración está considerada como lo más natural, también es una habilidad que se mejora con la práctica constante.

Dominar el arte de la respiración

. . .

No hay nada nuevo en los ejercicios de respiración. Lo único que vas a hacer aquí es respirar conscientemente mientras escuchas a tu cuerpo y a tu mente. Los beneficios de la respiración pueden experimentarse inmediatamente, o también puede pasar algún tiempo hasta que notes un cambio en cómo te sientes o cómo piensas. Con la práctica constante, empezarás a cosechar los beneficios de la respiración consciente. El objetivo de esta guía es asegurar que cosechas los beneficios de la respiración en 7 días o menos: es muy importante que desarrolles un programa de respiración diario que te sirva mejor.

Instrucciones

Esta sección está dividida en tres categorías para que te resulte fácil dominar el arte de la respiración. Lo primero que trataremos es la preparación. ¿Cómo te preparas para respirar?

¿Qué pasos debes dar para asegurarte de que obtienes los beneficios de esa respiración?

Y lo que es más importante, ¿cómo te preparas mentalmente para el proceso?

A continuación, examinaremos los fundamentos de la respiración. Aquí veremos los dos tipos de respiración: la respiración torácica y la respiración diafragmática. La última sección se centrará en los ejercicios de respiración para aumentar tu conciencia y liberar la tensión de tu cuerpo.

Fase de preparación

La respiración consciente exige que elijas un momento y un lugar adecuados donde no te molesten. Como estás en la fase de aprendizaje, es crucial que practiques la respiración en un lugar tranquilo. También debes realizar estos ejercicios de respiración a la misma hora diariamente. Esto le facilitará el desarrollo de un hábito al que pueda atenerse. Después de dominar el arte, podrás respirar en cualquier lugar, especialmente si te encuentras en una situación tensa.

Cuando te prepares para practicar la respiración cada día, es importante que utilices la nariz y no la boca. Por lo tanto, si las fosas nasales están obstruidas, debes encontrar la manera de despejarlas. En los casos en que no puedas despejarlas, utiliza la boca. Elige una posición relajada que sea la mejor para ti.

Dependiendo de tu propósito de respirar, puedes instalarte en diferentes posiciones.

. . .

Por ejemplo, si tu objetivo es la relajación general, respira sentado. Si tu intención es tranquilizarte para dormir, la mejor posición sería tumbado.

Una buena postura es la clave para garantizar la relajación del cuerpo y la mente. No adoptes cualquier postura sentada.

Esfuérzate por adoptar una posición cómoda en la que la columna vertebral esté bien apoyada y los brazos y las piernas estén estirados.

Como principiante, considera la posibilidad de practicar la respiración mientras estás tumbado.

Esto se debe a que es más fácil que relajes tu cuerpo y tu mente mientras estás en esta posición.

Poco a poco, puedes intentar respirar sentado. Pero date el tiempo suficiente para dominar cómo calmar tu cuerpo y tu mente mientras estás en esta posición.

Hay dos posiciones que puedes adoptar mientras estás tumbado. Puedes tumbarte con las rodillas dobladas o con las piernas estiradas y ligeramente separadas. Sin embargo, la mejor posición es con las rodillas ligeramente dobladas, porque te ofrece una postura corporal relajada, lo que facilita la calma de tu mente mientras te concentras en la respiración.

Es importante que elijas una posición relajada que te convenga. Antes de empezar el ejercicio, tómate unos momentos para recorrer tu cuerpo y determinar si has adoptado la postura correcta. Mientras lo haces, libera la tensión de tu cuerpo mientras te desplazas hacia la mejor posición. El objetivo es que te sientas lo más cómodo posible.

Conceptos básicos de respiración

¿Cómo se respira?

1. En primer lugar, es importante evaluar cómo respira actualmente. Para ello, empieza por cerrar los ojos y pon el brazo izquierdo sobre el abdomen, cerca de la cintura. Coloca el brazo derecho sobre el pecho, en el centro.
2. Presta atención a cómo respiras sin cambiar nada. Se trata de notar cómo entra y sale el aire de tu cuerpo por la nariz (o por la boca).

3. Toma conciencia de cómo el aire llena tus pulmones cuando inspiras. De nuevo, observa cómo sale el aire de tus pulmones al espirar.
4. Al inspirar y espirar, observa el movimiento de tus manos. ¿Qué mano se mueve hacia arriba y cuál hacia abajo?

Si la mano colocada en el abdomen (brazo izquierdo) se eleva más en comparación con la de la derecha, entonces estás respirando de forma diafragmática. Por el contrario, si la mano situada en el pecho se mueve más, entonces tu respiración es torácica.

Respiración diafragmática

El diafragma es un músculo grande, con forma de cúpula, situado en la base de los pulmones. Utilizar el diafragma correctamente para respirar ayuda a beneficiarse de los ejercicios de respiración. Con la respiración diafragmática, los músculos abdominales se utilizan para proporcionar más potencia al músculo del diafragma y así poder vaciar eficazmente los pulmones.

¿Qué es la respiración diafragmática?

. . .

Básicamente, se trata de un tipo de respiración destinado a garantizar el uso correcto del diafragma al respirar. Esto se traduce en beneficios tales como:

- Fortalecimiento del diafragma
- Disminución de la demanda de oxígeno
- Menos esfuerzo y energía para respirar

-Reducir la frecuencia respiratoria Dominio de la técnica

1. Adopte una posición tumbada, ya sea en su cama o en una superficie plana.
2. Utiliza una almohada para apoyar la cabeza y las rodillas, de modo que adoptes una posición tumbada con las rodillas dobladas.
3. Coloca la mano izquierda sobre el pecho y la derecha justo debajo de la caja torácica. Esta posición te permitirá notar cómo se mueve el diafragma mientras inspiras y espiras.
4. Ahora, inhale profundamente por la nariz. Mientras inspira, note cómo se eleva la mano que tiene sobre el abdomen. Asegúrese de no mover la mano del pecho.
5. Exhala por la nariz. También puedes exhalar por los labios fruncidos. Esto te permite reducir el ritmo de tu respiración.
6. Una vez que sepas utilizar esta técnica, podrás reducir el ritmo de tu respiración. Esto puede hacerse mediante tu esfuerzo consciente al saber

que estás prestando atención a tu respiración. No tienes que fruncir el ceño mientras realizas este ejercicio de respiración. Relájate. Sonríe. Observa los movimientos del cuerpo al inspirar y espirar. Escucha a tu cuerpo. Al espirar a través de los labios fruncidos, presta atención al sonido y a la sensación del aire caliente al salir por los labios.

7. Los sentimientos, las sensaciones y todo tipo de pensamientos podrían fluir en tu mente, y esto podría distraerte. No te resistas. Date cuenta de la presencia de estos pensamientos y emociones y vuelve a centrarte suavemente en tu respiración.
8. Respira de forma diafragmática durante unos 5-10 minutos.
9. Al final de este ejercicio, haz una pausa para reflexionar sobre cómo te sientes.

Es muy recomendable que recorras tu cuerpo al principio y al final del ejercicio. Esto te da la oportunidad de comparar cómo te sentías antes y cómo te sientes después del ejercicio.

Como respirador principiante, se recomienda que realice la respiración diafragmática mientras está acostado. Una vez que hayas practicado lo suficiente, puedes practicar la respiración sentado en una silla.

. . .

Respiración diafragmática en una silla

1. Busca una silla cómoda para sentarte. Las rodillas deben estar dobladas con la espalda, los hombros y el cuello relajados.
2. Coloca las manos en el pecho y en la caja torácica como en los ejercicios anteriores.
3. Inhale profundamente por la nariz. Mientras lo hace, observe cómo se mueven sus manos.
4. Exhala por la nariz o por los labios fruncidos.
5. Recuerda centrarte en tu respiración mientras te esfuerzas por notar los pensamientos, las emociones y las sensaciones que te llegan. El objetivo es conseguir que tu mente se centre en tu respiración independientemente de lo que puedas estar sintiendo o pensando.

Nota: Al principio, la respiración diafragmática puede no resultarle fácil. De hecho, es posible que se canse durante los primeros intentos. Sin embargo, es muy importante que sigas practicando, ya que mejora con el tiempo.

Entonces, ¿con qué frecuencia debe practicar este tipo de respiración? Empiece practicando este ejercicio de respiración durante unos 5-10 minutos. Esto puede hacerse de 3 a 4 veces al día. Con el tiempo, aumenta la cantidad de tiempo a unos 20 minutos. Una vez que lo hagas bien, puedes colocar un libro sobre tu abdomen mientras tus manos están estiradas a ambos lados.

Respiración consciente para aumentar la conciencia

La respiración consciente es otro ejercicio de respiración que puedes utilizar para aumentar tu conciencia y llevar tu mente al momento presente. Básicamente, la respiración consciente consiste en concentrarse en la respiración. Este ejercicio puede realizarse de pie o tumbado. Se trata de encontrar una posición cómoda en la que puedas concentrarte fácilmente sin distraerte. Los ojos pueden estar abiertos o cerrados al realizar este ejercicio. Sin embargo, para asegurarse de que no le cuesta concentrarse, es muy recomendable cerrar los ojos.

Con respecto al tiempo, ayuda mucho programar tu ejercicio de respiración consciente. Al reservar un tiempo para practicar este ejercicio, significa que lo harás conscientemente, pero esto no debe impedirte practicarlo cuando te sientas ansioso o estresado durante el día.

Cuando te enfrentes a una situación estresante, haz un esfuerzo deliberado para respirar de forma exagerada. Inhale por la nariz y haga una pausa de unos 2 segundos. Exhala por la boca mientras dejas que todo el aire que has inhalado salga por los labios fruncidos. Mientras inhalas y exhalas, observa cualquier cambio en tu cuerpo sin intentar cambiar nada. Por ejemplo, presta atención a la subida y bajada del pecho o a la sensación de las fosas nasales cuando el aire entra y sale. Puede que tu mente divague mientras haces esto. No pasa nada. No te resistas. En lugar de ello, observa lo que ocurre y vuelve a centrarte en la respiración.

Para que te resulte más fácil practicar la respiración mindfulness, a continuación, te indicamos los pasos que debes seguir.

1. Busca un lugar tranquilo donde puedas practicar la respiración mindfulness sin interrupciones. Ponte cómodo sentándote en el suelo o en una silla. Si eliges sentarte, asegúrate de que tu espalda está erguida. Deja que tus brazos descansen en cualquier lugar siempre que estés cómodo.
2. Escucha y conecta con tu cuerpo. Recorre tu cuerpo notando tu forma mientras te mueves de la cabeza a los pies. Relaja cualquier punto en el que sientas que hay tensión. Siente curiosidad por tu cuerpo. Siente las sensaciones y la conexión con el entorno que te rodea. Respira.
3. Ahora, escucha tu respiración. Sólo siente el flujo natural de tu respiración. No cambies nada de tu respiración. Sólo nota lo hermoso que es tomar aire y luego dejarlo salir de tu sistema. Presta atención a los lugares donde puedes sentir tu respiración: el pecho, el abdomen, las fosas nasales. Respira una por una e intenta conectar con cada una de las respiraciones.

4. En el proceso de escuchar a tu cuerpo con todo el silencio que te rodea, tu mente puede divagar. Hay muchas cosas en tu mente, y no puedes culparte si tu mente está divagando, pensando en cosas que no están en el momento presente. Es normal que esto ocurra. Incluso las personas que han meditado durante años a menudo encuentran que su mente divaga. Por lo tanto, no te angusties porque no puedas dejar de pensar en otras cosas. Date cuenta de que tu mente está divagando susurrando "divagando" o "pensando" dentro de tu cabeza. De este modo, serás más consciente de lo que ocurre a tu alrededor, tanto física como mentalmente. Vuelve a centrarte suavemente en la respiración.
5. Mantén la concentración durante unos 5-10 minutos. Asegúrate de que estás notando tu respiración. Si tu mente vuelve a divagar, devuélvela al punto de concentración sin resistirte a los pensamientos o sensaciones que te lleguen.
6. Inspira profundamente al terminar el ejercicio. Tómate unos momentos para notar cómo te sientes. Examina tu cuerpo para sentir los cambios positivos que has experimentado. Continúa relajándote durante unos minutos mientras permites que tu cuerpo se relaje aún más. Ahora agradece haber encontrado tiempo para practicar este ejercicio de respiración.

Otras técnicas de respiración que puede probar

Además de las técnicas de respiración comunes que se han descrito anteriormente, existen otras técnicas que puedes utilizar para reducir el estrés o la ansiedad. Algunos de estos ejercicios son atractivos y puede que te resulte fácil practicarlos todos los días.

Aliento de León

Se trata de un ejercicio de respiración dinámica que le ayudará a aliviar las tensiones de la cara y el pecho.

Cómo hacerlo:

1. Busca un lugar cómodo y tranquilo para sentarte. Puedes cruzar las piernas o sentarte sobre los talones.
2. Abre las piernas y presiona las palmas de las manos contra las rodillas. Abre bien los dedos mientras adoptas esta posición.
3. Inspira profundamente por la nariz mientras abres bien los ojos.

4. Mientras inhala, abra bien la boca. Deja que la lengua sobresalga y bájala hasta la barbilla.
5. Exhala por la boca. Al hacerlo, emita un sonido "ha". Debe ser un sonido largo, como si estuvieras imitando a un león.
6. Repite este ejercicio dos o tres veces.

¿Cuándo se debe practicar la respiración del león? Este ejercicio de respiración es el más adecuado para los momentos en que buscas energía para hacer algo. Tal vez te hayas levantado de mal humor o cansado. Este ejercicio de respiración puede ser una gran manera de lograr la concentración y evitar la procrastinación.

4-7-8 Respiración

La respiración 4-7-8 también se denomina "respiración relajante".

Tal y como su nombre indica, se trata de una sencilla técnica de respiración que consiste en inhalar durante 4 segundos, mantener la respiración durante 7 segundos y exhalar durante 8 segundos.

Una de las principales ventajas de esta técnica es que ayuda a reducir los niveles de ansiedad. Del mismo modo, este ejercicio se puede realizar cuando se busca conciliar el sueño después de un largo día agotador. Puede parecer una locura, pero sus defensores sostienen que este ejercicio de respiración puede hacerte dormir en 1 minuto (Fletcher, 2019).

La práctica de la respiración 4-7-8 puede reportar diversos beneficios, como la reducción de la ansiedad, el control de los antojos, la conciliación del sueño y el control de la ira.

Cómo hacerlo:
Antes de empezar este ejercicio, busca una posición cómoda. Coloca la punta de la lengua en el paladar, justo detrás de los dientes delanteros. Después, concéntrese en el siguiente patrón:

1. Empieza por vaciar los pulmones exhalando.
2. Ahora inspire lentamente por la nariz durante 4 segundos.
3. Mantenga la respiración durante 7 segundos. Cuente hasta 7.
4. Después, aprieta los labios y exhala con fuerza por la boca. Haz un sonido "whoosh" mientras lo haces durante 8 segundos.
5. Repite el proceso 4 veces.

Entonces, ¿con qué frecuencia debe utilizar esta técnica de respiración? Para empezar a notar los beneficios en cuestión de días, considera practicar esta técnica al menos dos veces al día. Después de este ejercicio, es posible que te sientas mareado, especialmente si lo haces por primera vez.

. . .

Por ello, se recomienda encarecidamente realizar este ejercicio tumbado o sentado. Esto evitará caídas o mareos.

Cuanto más practiques la técnica de respiración 4-7-8, antes obtendrás sus beneficios. Recuerde que debe mantener la proporción correcta, tal como se aconseja en los pasos aquí indicados.

Contar la respiración

Otra técnica respiratoria habitual es el recuento de la respiración. Es un ejercicio respiratorio eficaz que puede ayudarte a controlar el estrés.

1. Siéntate cómodamente en el suelo o en una silla. Mantén la cabeza levantada y la espalda recta. Asegúrate de no adoptar una posición rígida. También es importante que lleves algo cómodo. Nada de cinturones, zapatos o sujetadores apretados.
2. Cierra los ojos y realiza una exploración del cuerpo. Fíjate en las tensiones que hay en tu cuerpo. Escanea de la cabeza a los pies y suelta cualquier tensión que te haga sentir rígido.

3. Relájate y respira. Utilizando el diafragma, inhala profundamente por la nariz. Para asegurarte de que no respiras rápido, imagina que tienes un pequeño globo bajo el ombligo. Ahora, imagínate inflando este globo lentamente con cada respiración.
4. Con la respiración como punto de atención, por cada respiración que hagas, cuéntala como "uno". Exhala lentamente. Cuando inhale por segunda vez, cuente esto como "dos". Continúa haciendo esto hasta la cuenta de cinco.

Para evitar que tu mente divague, se recomienda contar hasta cinco. Si sigues contando más allá de eso, es probable que pienses en otras cosas, así que es bueno que sea corto para obtener los mejores resultados.

Los ejercicios de respiración pueden ayudar a conseguir un efecto calmante, ya que el ritmo cardíaco se ralentizará de forma natural, ayudándole a conseguir un efecto contrario a la respuesta de lucha o huida. Cuando se trata de estrés y ansiedad, la respiración puede ser una gran herramienta para ayudarle a relajarse.

Quizá se pregunte cuál es el mejor momento para practicar estos ejercicios de respiración. Las técnicas de respiración pueden realizarse en cualquier momento del día. Un ejercicio de respiración puede llevar menos de cinco minutos.

Esto significa que puede practicar la respiración en cualquier momento en que se sienta ansioso o estresado. Estos ejercicios le ayudarán a relajarse. En lugar de reaccionar ante una situación, responderás a ella de la mejor manera posible.

Sin embargo, se recomienda practicar los ejercicios de respiración por la mañana. Las primeras horas de la mañana son un momento especial del día. Si vives en un barrio tranquilo, puede que notes el piar de los pájaros dando la bienvenida al nuevo día. En efecto, un nuevo día es digno de regocijo.

Durante este tiempo, tu mente también se pone en marcha preparándose para tu rutina diaria. Empezar el día con una nota alta tiene un profundo impacto en la forma en que abordará su jornada. Estarás lleno de energía porque has empezado el día con una nota positiva. Con la mente y el cuerpo relajados, abordará todo desde una perspectiva más positiva. A largo plazo, esta mentalidad transformará tu vida, ya que valorarás la importancia de ganar el día por la mañana.

En general, no te olvides de respirar cuando te enfrentes a una situación estresante o cuando tus niveles de ansiedad se disparen.

6

Guía de técnicas de exploración corporal

EL ESTRÉS y la ansiedad pueden hacer que te sientas tenso y con muchas molestias en el cuerpo. Lamentablemente, los factores estresantes de nuestro día a día pueden ser tan abrumadores que ignoras las molestias físicas que puedes estar experimentando. Sientes dolor en los hombros o experimentas frecuentemente dolores de cabeza, pero los consideras normales después de un día tedioso. Es importante que te des cuenta de que el malestar físico que estás experimentando podría estar ligado a tu estado emocional. La meditación de escaneo corporal es una forma estupenda de liberar tu cuerpo y tu mente del estrés y la ansiedad. Esta práctica no sólo te ayuda a relajarte, sino que tiene como objetivo aumentar la conciencia de tu cuerpo desde la cabeza hasta los pies. A través de tu mayor conciencia, puedes liberar la tensión de tu cuerpo.

¿Qué es la meditación con escáner corporal?

. . .

La práctica del escaneo corporal es un tipo de ejercicio de meditación que escanea el cuerpo desde la cabeza hasta los pies. Esta técnica se considera la forma más eficaz de iniciar la meditación de atención plena. Al escanear el cuerpo de la cabeza a los pies, se toma conciencia de cada parte del cuerpo y se relajan las zonas de tensión. Durante esta práctica de meditación, tu mente es llevada al momento presente al ser más consciente de tu cuerpo. La combinación de este beneficio con la ventaja de la relajación que obtienes hace que esta técnica sea un poderoso alivio del estrés y la ansiedad.

El objetivo de una exploración corporal es ayudarte a conectar más con tu cuerpo y reconectar con su aspecto físico. Serás más consciente de las sensaciones que sientes. Entrenar tu mente para permanecer en el presente será útil en todas las facetas de tu vida. Serás más tolerante, aprenderás a expresar gratitud por las cosas que ocurren en tu vida; en general, vivirás con atención, y esto te llevará a vivir una vida feliz y plena.

Dominar la práctica del escaneo corporal Meditación de escaneo corporal de 3 minutos

. . .

Para que te resulte fácil concentrarte en la meditación de escaneo corporal, empezaremos con una breve práctica de escaneo corporal. Este escaneo puede realizarse sentado, tumbado o en cualquier otra postura, siempre que te sientas cómodo.

1. Siéntese o acuéstese cómodamente. 2. Preste atención a su cuerpo mientras inicia esta exploración.
2. Cierra los ojos si te resulta difícil concentrarte.
3. Sienta el peso de su cuerpo presionando sobre el suelo o sobre la silla.
4. Respira profundamente por la nariz y exhala por la boca.
5. Concéntrese en cómo se siente su cuerpo. Comienza por la parte superior de la cabeza.
6. Continúe explorando su cuerpo a medida que note cualquier área que esté tensa, rígida e incómoda.
7. No intentes cambiar nada. La cuestión es conectar con tu cuerpo y notar cómo se siente cada parte.
8. Recorre tu cuerpo, una sección a la vez, hasta llegar a los dedos de los pies.
9. Nota la presencia de tu cuerpo y respira profundamente.
10. Exhala por los labios fruncidos mientras abres los ojos.

Este escaneo corporal de tres minutos puede ayudarte a volver al presente, especialmente cuando sientas que hay muchas cosas en tu mente. No te permitas rumiar, ya que puedes aprovechar esta técnica. Puedes controlar el estrés y la ansiedad de forma eficaz si adquieres el hábito de estar presente.

Meditación de escaneo corporal de 10 minutos

Esta práctica de escaneo del cuerpo debería llevarle unos 10 minutos.

Antes de empezar este ejercicio, asegúrate de que tienes tiempo suficiente para relajarte. Elige un lugar cómodo y tranquilo para realizar esta exploración corporal.

1. Ponte cómodo.
2. Cierra los ojos.
3. Toma conciencia de tu cuerpo inspirando profundamente por la nariz. Exhala suavemente. Observa la posición de tu cuerpo en tu espacio. Presta atención a cómo tu cuerpo toca el suelo o el asiento que estás utilizando. Tómate unos minutos para asegurarte de que conectas profundamente con tu cuerpo.

4. Cuando estés preparado, vuelve a respirar profundamente. Observa cómo el aire caliente entra por la nariz hasta los pulmones.
5. Desplaza suavemente tu atención hacia tu cuerpo. Empiece por la parte superior de la cabeza y pase de una sección a otra. De uno en uno. También puedes empezar por los dedos de los pies y subir hacia la parte superior del cuerpo. Presta atención a cualquier sensación que puedas sentir y déjate llevar. Continúa con los pies lentamente y sube hacia los tobillos, las pantorrillas, etc. Continúa concentrándote en cada una de las partes de tu cuerpo sin intentar cambiar nada. Sólo tienes que ser consciente de cómo te sientes y de cómo se siente tu cuerpo.
6. Las sensaciones en tu cuerpo pueden variar de un extremo a otro. Es posible que sientas presión en otras partes, mientras que podrías sentir calambres, frío, opresión o una sensación de hormigueo en otras. Es posible que no percibas estas sensaciones y que sientas que tu cuerpo sólo se siente neutral. Acéptalo. No pasa nada si esto es lo que sientes. Déjate llevar por la sensación que estás experimentando y continúa explorando tu cuerpo.
7. Esfuérzate por sentir curiosidad por lo que ocurre en tu cuerpo. Haz un esfuerzo deliberado por notar cómo se siente cada parte del cuerpo antes de pasar a la siguiente.

8. Es posible que pierda la concentración mientras sigue explorando su cuerpo. Observe cómo ocurre esto, pero no emita ningún juicio. No te sientas frustrado por no poder concentrarte del todo. Es normal que tu mente divague. Vuelve a centrarte en tu objeto de atención, tu cuerpo. También puedes volver a centrar tu mente prestando atención a tu respiración. Intenta contar tu respiración, ya que esto hará que tu mente deje de divagar.
9. Cuando sientas que has realizado una exploración de todo el cuerpo, abre los ojos con atención.
10. No te apresures a levantarte y salir de la habitación. Sé consciente de cómo te sientes y de tu entorno. Observa el aspecto de la habitación, mira los muebles, las paredes y todo lo que te rodea. Observa estas cosas como si las vieras por primera vez. Ahora estás relajado. Estás en paz contigo mismo. Ahora extiende estas buenas sensaciones a la forma en que afrontas tu día.

Esta exploración corporal de 10 minutos puede realizarse en cualquier momento del día. Sin embargo, se recomienda encarecidamente programar un tiempo para este ejercicio. Considérelo un encuentro crucial que debe tener consigo mismo.

· · ·

Debes tener en cuenta que tu día puede estar tan cargado que puede que no te acuerdes de realizar una exploración corporal.

En algunos casos, puede que te apresures a realizar esta práctica mientras tu mente está ocupada pensando en cómo vas a retomar el trabajo. En consecuencia, es muy importante encontrar un momento apropiado para hacer un escaneo corporal de meditación.

Poderosa meditación de escaneo corporal de 20 minutos

Comienza este ejercicio poniéndote cómodo. Puedes elegir entre tumbarte en el suelo o sentarte en una silla: asegúrate de que te sientes cómodo para poder lograr la concentración necesaria para esta meditación de escaneo corporal.

Busca un entorno que no permita que tu mente divague. Es crucial que realices esta exploración corporal en un momento en el que haya poca o ninguna interrupción por parte de los miembros de tu familia. Apaga cualquier dispositivo electrónico que pueda distraerte. Considera este momento como tu "tiempo para mí". Un momento para centrarte en ti mismo.

. . .

Una oportunidad para reconectar con tu mente, cuerpo y alma, un tiempo especial para el autocuidado: no deberías darlo por sentado.

Es importante no intentar forzar las cosas. No te presiones para relajarte. Hacerlo sólo creará tensión. La mejor manera de relajarse es aceptar todo lo que ocurre a tu alrededor. Toma conciencia de cada momento que pasa. Deja de querer arreglar las cosas. Todos tenemos la tendencia a intentar cambiar las cosas que suceden a nuestro alrededor. Evita esto asegurándote de permitir que las cosas sean tal y como son.

Sigue estas instrucciones mientras te tomas el tiempo para notar cualquier actividad de la mente y el cuerpo. Trátate a ti mismo con amabilidad. No seas demasiado crítico con tus pensamientos y deja de juzgarte. Simplemente toma conciencia y acepta las cosas como son.

Ten en cuenta que no hay una forma perfecta de sentirse mientras realizas esta exploración corporal. No hay nada malo en cómo te sientes. Está bien que te sientas como te sientes.

Por lo tanto, no hay necesidad de intentar cambiarlo para sentirte bien. Comprende la importancia de la aceptación.

. . .

Permítete sentir cómo te sientes y date cuenta de que está totalmente bien.

Ahora, cierra suavemente los ojos si te sientes cómodo meditando con los ojos cerrados. Pase a sentir la posición de su cuerpo.

Considere la silla o la esterilla que lo sostiene del suelo.

Lleva lentamente tu atención a tu respiración. Toma conciencia de cómo respiras sin intentar cambiar nada. Simplemente escucha cómo tu cuerpo inspira y espira.

Observa cómo se mueve tu cuerpo al inhalar y exhalar. Al inhalar, nota cómo se eleva tu pecho. Y al exhalar, observa cómo baja el pecho. Sigue el ritmo de tu respiración mientras aprecias lo bien que se siente respirar de forma natural y estar vivo.

Con cada respiración que haces, tus pulmones se llenan de aire caliente. Al exhalar, deja que tu cuerpo descanse aún más. Es posible que tu mente se distraiga. Date cuenta cuando esto ocurra y vuelve a centrar tu atención en el punto de atención, la respiración.

. . .

Ahora exhala profundamente mientras cambias suavemente tu enfoque hacia tu cuerpo. Desplázate hacia el pie izquierdo y concéntrate en el dedo gordo. Presta atención a cualquier sensación que puedas sentir aquí. ¿Sientes frío o calor? Siente el tacto de los calcetines o las medias en los pies. Puede que no sientas nada. Simplemente estate ahí y nota lo que ocurre.

Desplaza tu atención del dedo gordo a los demás dedos del pie izquierdo. Toma conciencia de las uñas de los pies y de la piel.

¿Cómo te sientes entre los dedos de los pies?

Ahora, desplaza tu atención hacia el talón de tu pie izquierdo.

Observa el contacto que tiene con la alfombra o el suelo.

Desplaza gradualmente tu atención hacia la parte superior del pie. Siente el cambio de la piel y la temperatura circundante.

. . .

Asegúrate de notar todas las sensaciones aquí, incluidos los huesos. Inspira profundamente. Imagina que respiras a través del pie izquierdo.

Inspira y espira como si pudieras utilizar el pie para respirar. Al inspirar, el aire fresco te aportará una sensación de frescura. Y al exhalar, liberas cualquier tensión o tirantez en esta parte del cuerpo. Déjate llevar.

Subiendo, centra tu atención en el tobillo. Toma conciencia de los tendones, los huesos y la piel.

¿Cómo se siente? Respira profundamente en esta parte y exhala para liberar cualquier tensión que puedas sentir.

Recuerda que puedes no sentir nada. No pasa nada por no sentir nada.
Compréndelo y pasa a la siguiente parte de tu cuerpo.

Lleva tu atención a la pierna izquierda justo por encima del tobillo. Siente su contacto con el suelo o con la colchoneta que te sujeta al suelo. Toma conciencia de la espinilla, el músculo de la pantorrilla y la piel que los rodea. Presta atención a cualquier sensación que tengas aquí. Inhala y exhala profundamente.

. . .

Explore la zona de la rodilla. Concéntrese en la articulación de la rodilla izquierda. Examina cómo te sientes en la rótula, la bisagra, el cartílago, y luego pasa a la zona inferior. ¿Hay alguna sensación aquí? Lleva tu atención a estas sensaciones. Inhala un poco de frescura en esta zona y luego exhala para liberar la tensión. Asegúrate de no juzgar ninguna sensación que puedas estar experimentando. Permanece presente con la sensación, libera la tensión y sigue adelante.

Sube al muslo izquierdo. Sienta aquí el músculo de la pierna y la piel. Puede concentrarse más y sentir cómo circula la sangre por esta zona. Puede haber una ligera pesadez, ya que los muslos tienen un gran músculo. Tome conciencia del hueso del muslo y note cómo se asienta en su cavidad.

Inspire profundamente mientras permite que una sensación de frescura llene su pierna izquierda desde la parte inferior hasta la zona del muslo. Exhale cualquier forma de tensión que pueda quedar fuera. Libere el cansancio que pueda sentir.

Relájese.

. . .

Ahora lleva tu atención de nuevo al hueso del muslo y haz una transición suave hacia la cadera derecha. Muévete hasta el pie derecho y empieza a explorar tu cuerpo desde el dedo gordo de este pie. ¿Cómo te sientes aquí? Permanece presente aquí y no hagas nada para cambiar cómo te sientes.

Desplaza lentamente tu atención hacia los otros dedos del pie.

Observa cómo sientes las uñas de los pies y la piel. ¿Cómo te sientes entre los dedos de los pies? Toma conciencia de cualquier sensación que puedas experimentar mientras haces un esfuerzo deliberado por trasladar tu atención al pulpejo de este pie.

Desplázate hacia el arco del pie derecho y luego hacia el talón.

Haz una pausa aquí para notar cómo la piel del talón es diferente. A continuación, desplázate a la parte superior del pie derecho. Sienta la diferencia al centrarse en los huesos de esta zona. Ahora amplíe su atención para incluir todo el pie derecho. Respira profundamente y expulsa la tensión o cualquier forma de opresión.

. . .

Lleva tu atención a tu tobillo derecho. Toma conciencia de la piel, los huesos y los tendones.

Sube gradualmente a la pierna derecha mientras sientes el bombeo de la sangre alrededor de esta zona. Toma conciencia de la piel, el músculo de la pantorrilla y la espinilla. Dirija lentamente su atención hacia la rodilla derecha. Examina esta zona durante unos segundos conectando con cualquier sensación que pueda haber aquí.

Mientras sigues sintiendo la pulsación de la circulación de la sangre en tu sistema, muévete lentamente con el flujo hacia tu muslo derecho. Explora la sensación del músculo y del hueso del muslo. Inhale un poco de frescura en esta zona de su cuerpo. Exhala para liberar las toxinas y la congestión.

Relájate.

Ahora, centra tu atención en la zona central de tu cuerpo, la cuenca pélvica. Presta atención a los huesos de la cadera.

Toma conciencia de los órganos situados alrededor de esta parte del cuerpo. La vejiga, los órganos reproductores y los intestinos. Fíjate en cómo tus glúteos te sirven de apoyo para despegarte del suelo. ¿Cómo te sientes en esta zona? Tal vez te sientas pesado o ligero, o tal vez sientas cierta tirantez.

Sube tu atención desde la parte baja de la espalda hasta la columna vertebral. Presta atención a cada centímetro de tu columna vertebral mientras notas cómo se siente cada vértebra. Toma conciencia de los músculos de la espalda, de la piel y de cualquier sensación que se produzca en esta zona.

Deja que los músculos de la espalda se relajen con cada respiración que hagas.

Lleva tu atención suavemente a la zona media de la espalda, donde se encuentran los riñones. Presta atención a la zona de la caja torácica. Presta atención a la expansión y contracción de la caja torácica al inspirar y espirar. Fíjate en el lugar donde la caja torácica se conecta con la columna vertebral, en la parte posterior de los pulmones, en la parte posterior del corazón o cerca de los omóplatos. Mientras haces esto, sube hasta la zona en la que la columna vertebral se conecta con el cráneo.

Inspira profundamente para expandir toda la zona de la espalda. Deje que la frescura llene esta zona y suelte cualquier tensión. Exhala y deja que tu espalda se apoye más en el suelo o en la silla en la que estás sentado.

. . .

Lleva tu atención al pecho. Sigue sintiendo la expansión y la contracción de la caja torácica al inhalar y exhalar. Concéntrese en cómo la caja torácica se mueve también desde los lados, bajo las axilas. Tome conciencia de cómo el corazón se amortigua entre los pulmones. Mientras lo haces, observa cómo los pulmones y el corazón trabajan juntos para ayudarte a inspirar oxígeno y exhalar dióxido de carbono.

Ahora dirija su conciencia lentamente hacia los músculos del pecho y los senos. Observa cómo se siente la piel aquí. Inspira profundamente, trayendo energía rejuvenecida a tu interior.

Llena tus pulmones con nueva energía y exhala liberando cualquier tensión en tu interior.

¿Cuáles son las emociones que sientes en esta zona? Puede que no sientas nada. No te presiones para cambiar nada si no sientes nada. Del mismo modo, si hay emociones que aparecen y desaparecen, date cuenta de ellas y sigue adelante. Sé consciente y no juzgues.

Pase a los brazos. Empieza por concentrarte en las yemas de los dedos. Tome conciencia de la sensación en la parte superior de las yemas de los dedos. ¿Tal vez sientas algo de sequedad o de humedad? ¿Qué tal la piel, las uñas, los nudillos, las articulaciones, las palmas? ¿Cómo te sientes en esta zona? Inhala un poco de frescura en esta zona del cuerpo y exhala liberando cualquier tirantez o tensión que puedas sentir.

Continúa con la exploración elevando tu conciencia a la parte superior del brazo, los hombros, la garganta, la parte posterior de la cabeza y las mejillas. Es importante que preste atención a todas las sensaciones que pueda sentir en estas zonas. Mientras exploras estas zonas, asegúrate de mantener tu mentalidad neutral. Cada vez que respires profundamente, considéralo como una forma de inhalar energía fresca en la parte del cuerpo en la que te estás centrando. Al exhalar, liberas la tensión y las toxinas de tu cuerpo.

A medida que te acercas al final de esta exploración corporal de 20 minutos, suelta cualquier control que puedas tener.

Permítete estar quieto, inhalando y exhalando libremente mientras observas tu entorno. Tu aceptación de cómo son las cosas es una forma de curación que se obtiene a través de la meditación de escaneo corporal. Como tal, es importante aceptar tu mundo tal y como es sin intentar cambiarlo.

. . .

Adopta una perspectiva de tercer ojo y mírate como un ser completo, digno de vivir la mejor vida que puedas. Ve la plenitud de tu capacidad para vivir y amar a los que te rodean.

Date cuenta de que ahora estás totalmente despierto y relajado. No tengas prisa por levantarte y salir de la habitación.

Tómate unos momentos para llevar tu atención a tu cuerpo.

Nota la buena sensación que fluye en ti en este momento.

Estírate suavemente. Cuando estés preparado, felicítate por haberte tomado el tiempo de centrarte en ti mismo. Reanuda tus actividades basándote en la buena sensación que has obtenido con esta técnica de relajación.

7

Guía de técnicas de relajación progresiva

La relajación muscular progresiva (PMR) es una técnica de relajación eficaz que suele utilizarse para controlar el estrés y la ansiedad. También puede ayudar a aliviar el insomnio y los síntomas del dolor crónico. La idea básica que subyace a esta forma de relajación es que consiste en tensar los músculos, una zona a la vez, seguida de la relajación de estos músculos para liberar la tensión. Ante el estrés y la ansiedad, es habitual sentir que los músculos están tensos casi todo el día.

Practicar la PMR te ayudará a notar que hay una gran diferencia entre los músculos tensos y los relajados. Algunos expertos médicos utilizan la PMR junto con técnicas de terapia cognitiva conductual. Sin embargo, esto no significa que utilizar la PMR por sí sola no sea eficaz. Una vez que domines esta técnica de relajación, tendrás una mayor sensación de control sobre cómo responde tu cuerpo al estrés y la ansiedad.

Preparación para la relajación

La preparación de cualquier técnica de relajación exige que se reserve un tiempo para completar el ejercicio sin ninguna distracción. Esto se aplica cuando vas a practicar la relajación muscular progresiva. El ejercicio le llevará unos 15 minutos. Asegúrese de encontrar un lugar tranquilo y apacible para practicar la PMR.

Durante los primeros días, es fundamental que practiques esta técnica al menos dos veces al día. Esto garantiza que domines la técnica de relajación lo antes posible. Recuerda que cuanto antes le cojas el tranquillo, mejor. Así controlarás eficazmente tu ansiedad y tu estrés. Lo ideal es que afrontes cada día lleno de energía y optimismo. Esto es algo que a las personas ansiosas o estresadas les resulta imposible de conseguir.

Hay algunas preocupaciones que debes tener en cuenta al practicar la PMR. ¿Sufres de alguna lesión física? Si tienes un historial de lesiones físicas que puedan provocar dolores musculares o calambres, es fundamental que hables con tu médico sobre los ejercicios que vas a realizar.

. . .

También es vital que elijas un entorno ideal para practicar esta técnica. Minimiza o evita cualquier distracción para tus cinco sentidos. Empieza por apagar la televisión, la radio y cualquier aparato eléctrico que pueda distraerte. Ajusta la iluminación demasiado suave si es posible, ya que esto te proporcionará un entorno adecuado para concentrarte.

La comodidad es la clave del éxito de la relajación muscular progresiva.

Busque una silla que le resulte cómoda. La espalda debe estar erguida y la cabeza bien apoyada. Lleve ropa holgada para evitar cualquier molestia. Si es posible, considere la posibilidad de quitarse los zapatos.

Debes practicar la PMR mientras tu mente y tu cuerpo están tranquilos y frescos. Tu capacidad de concentración puede verse afectada después de una comida copiosa. Por ello, se recomienda no practicar después de una comida copiosa. El mismo caso se aplica a los intoxicantes, como el alcohol. Debes saber que no puedes concentrarte con precisión con una mente intoxicada. Por lo tanto, asegúrate de hacerlo con la mente fresca.

Instrucciones

. . .

La tensión muscular se asocia a menudo con la ansiedad, el estrés y los ataques de pánico. Es la forma natural en que nuestro cuerpo responde a situaciones potencialmente peligrosas. Puede que algunas de estas situaciones no pongan en peligro la vida, pero nuestro cuerpo suele reaccionar de la misma manera. De esto hablamos al principio de este manual.

Es la respuesta de lucha o huida.

Por desgracia, un buen número de personas no son conscientes de los grupos musculares que están tensos en su cuerpo. La PMR puede ayudarle a concentrarse en los distintos grupos musculares y a relajar las zonas en las que se siente tenso. Como su nombre indica, la relajación muscular progresiva implica un análisis paso a paso de los grupos musculares. Por lo tanto, la cuestión clave es pasar de un grupo muscular específico a otro. Primero, se siente la tensión en ese músculo y luego se libera la tensión. Esto se hace desde la cabeza hasta los pies, explorando todo el cuerpo. Con la técnica PMR, aprenderás a reconocer grupos musculares específicos y a diferenciar entre las sensaciones de tensión y las de relajación profunda.

Puede practicar la PMR sentado en una silla o tumbado. Se tensan determinados grupos musculares durante 5-7 segundos, se sueltan y se relajan durante 20-30 segundos. La duración puede variar; no es necesario atenerse estrictamente al tiempo mencionado aquí. Sin embargo, se recomienda encarecidamente respetar el tiempo indicado cuando se practique la PMR durante los primeros días. Esta práctica debe repetirse al menos dos veces al día. Por supuesto, algunos músculos son más difíciles de relajar. Cuando esto ocurra, concéntrese en ese músculo concreto tensándolo y soltándolo durante unas cinco veces.

Es posible que te distraigas durante los primeros intentos. Una vez que memorices los pasos que debes seguir, podrás cerrar los ojos fácilmente y concentrarte en un grupo muscular a la vez.

Para ayudarle a entender mejor la práctica, las instrucciones de relajación muscular progresiva se dividen en dos partes. La primera sección presenta el procedimiento básico. Puede memorizar esta sección y recordarla mientras practica la PMR.

De este modo, le resultará más fácil familiarizarse con los distintos grupos musculares del cuerpo. Haz pausas frecuentes cuando sea necesario.

. . .

La segunda sección es más corta que la primera, ya que se centra en tensar y relajar varios grupos musculares a la vez. Esto significa que pasarás menos tiempo haciendo la práctica de relajación.

Niveles de tensión

Hay tres niveles de tensión que puedes incorporar en tu práctica de PMR. Una vez que estés familiarizado con las formas de tensar, puedes decidirte por la que mejor te sirva.

Tensión activa

Esencialmente, este nivel de tensión implica el simple proceso de relajar activamente un grupo muscular específico a la vez.

Debes tensar estos grupos musculares lo más fuerte que puedas sin hacerte daño. Mientras lo haces, presta atención a las sensaciones resultantes después de tensar tus músculos, luego relaja esa parte del músculo y examina cómo te sientes. Durante la fase de tensión, se recomienda respirar de forma diafragmática.

. . .

Tensar los grupos musculares con tanta fuerza como sea posible ayuda a tomar conciencia de las zonas del cuerpo en las que a menudo se arrastra una tensión crónica. Las personas sin antecedentes de lesiones deberían utilizar esta forma de tensión. Imagínate cargando una caja pesada durante un largo periodo de tiempo. ¿Cómo se siente cuando deja caer esta caja? Se sentirá bien y relajado, ¿verdad? Así es como te hace sentir la tensión activa.

Umbral de tensión

La tensión de umbral es similar a la tensión activa, pero se diferencia en que sólo debe tensar los músculos ligeramente. Esta forma de tensar es ideal para las zonas que están muy tensas o lesionadas. Es eficaz una vez que te haces a la idea de cómo funciona la forma básica de tensado activo. Si tienes un historial de lesiones o dolor crónico, la tensión umbral es muy recomendable.

Tensión pasiva

La tensión pasiva consiste en notar la tensión en grupos musculares específicos. En lugar de tensar los grupos musculares como se aconseja en la tensión activa o de umbral, aquí sólo se notan las zonas del cuerpo que están tensadas.

Este tipo de tensión se utiliza mejor cuando no se siente ninguna tensión en el cuerpo. Sin embargo, todas estas formas de tensión son útiles para ayudarle a alcanzar un estado de relajación más profundo.

Procedimiento básico

Busca una posición cómoda para adoptar. Puedes estar sentado o tumbado, siempre que estés cómodo. Elige una habitación tranquila donde no te interrumpan.

Haz un esfuerzo deliberado para concentrarte en tu cuerpo. Es posible que tu mente empiece a dudar. Observa que esto ocurre, pero vuelve a centrarte en el objeto de tu atención, los músculos que estás tensando.

Inspira de forma diafragmática por el abdomen. Haz una pausa y mantén la respiración durante 5 segundos. Ahora exhala lentamente a través de los labios fruncidos. Mientras inhalas y exhalas, observa el movimiento de tu pecho y tu estómago. Esto ayuda a tu mente a mantenerse concentrada y en el momento presente.

Al exhalar, imagina que la tensión se libera de tu cuerpo. Por cada bocanada de aire que tomas, inhalas un poco de aire fresco que aporta relajación a los músculos tensos de tu cuerpo. Inspira... y espira. Siente que tu cuerpo ya se está relajando.

A partir de este momento, recuerda seguir respirando y permitir que tu cuerpo se relaje completamente.

Ahora vamos a empezar.

Comience por tensar los músculos de la frente. Para ello, levanta las cejas lo más alto que puedas. No te esfuerces demasiado. Sólo haz un esfuerzo adicional para levantar las cejas. Mantenga las cejas en esa posición durante cinco segundos. Suéltalas bruscamente mientras te permites sentir que la tensión disminuye.

Haz una pausa de unos 10 segundos.

Ahora tense la boca y las mejillas sonriendo ampliamente. Mantenga la tensión durante 5 segundos aproximadamente y suéltela. Reconozca la sensación de suavidad de su cara.

Haz una pausa de unos 10 segundos.

. . .

Después, pasa a tensar los músculos de los ojos. Cierra los párpados lo más fuerte que puedas. Mantén la tensión durante unos 5 segundos y suéltala.

Haz una pausa de unos 10 segundos.

Tire lentamente de la cabeza para mirar hacia arriba como si estuviera mirando al techo. Mantenga esta posición durante unos 5 segundos y luego suéltela. Siente cómo la tensión desaparece de los músculos del cuello.

Haz una pausa de unos 10 segundos.
    Tómese un momento para apreciar la sensación de relajación de su cabeza y cuello. Inhala profundamente... y exhala.

Inhala de nuevo y exhala.

Deja de lado todo el estrés y la ansiedad que puedas sentir. Inhala y exhala.

Pase a apretar los puños con fuerza sin esforzarse demasiado.

. . .

Manténgalos durante unos 5 segundos. Haz que cuente. Suelta.

Haz una pausa de unos 10 segundos.

Es hora de flexionar los bíceps. Flexiona los bíceps con fuerza mientras sientes la tensión que se acumula alrededor de este músculo. Visualice cómo se tensan sus bíceps. Mantenga esta posición durante unos 5 segundos. Suelte.

Inhala y exhala profundamente.

A continuación, apriete los músculos del tríceps. Extienda los brazos y bloquee los codos con fuerza. Mantenga esta posición durante unos 5 segundos. Suelte.

Haz una larga y profunda pausa de unos 10 segundos. Relájate.

Levanta los hombros hacia arriba como si pudieran tocar tus orejas. Mantenga la posición durante unos 5 segundos. Suelta.

. . .

Sienta la pesadez de los hombros al volver a su posición original.

Haz una larga y profunda pausa de unos 10 segundos. Relájate.

Ahora, tensa la parte superior de la espalda. Tire de los hombros hacia atrás como si intentara que los omóplatos se toquen. Mantén esa posición durante unos 5 segundos. Relájate.

Haz una larga y profunda pausa de unos 10 segundos.

Relájate.

Tensa el pecho. Inspira profundamente... Haz una pausa de 5 segundos. Exhala. Suelta toda la tensión de esta zona.

Muévete suavemente hacia la parte inferior del cuerpo y tensa los músculos del estómago. Métalos hacia dentro.
    Mantenga esta posición durante unos 5 segundos. Relájese.

· · ·

Haz una larga y profunda pausa de unos 10 segundos. Relájate.

Arquee lentamente la parte inferior de la espalda. Mantenga esta posición durante unos 5 segundos. Suelta.

Haz una larga y profunda pausa de unos 10 segundos. Relájate.

Haz una pausa para apreciar la flacidez de la parte superior de tu cuerpo. Suelta toda la tensión y el estrés de tu interior.

A continuación, apriete los glúteos. Mantenga esta posición durante 5 segundos. Relájese. Haz una larga y profunda pausa de unos 10 segundos. Relájate.

Ahora, tense los muslos presionando las rodillas. Imagina que sostienes una moneda entre las rodillas. Mantenga esta posición durante 5 segundos. Relájese.

Haz una larga y profunda pausa de unos 10 segundos.

. . .

Relájate.

Tense los pies doblando los dedos. Mantenga esta posición durante unos 5 segundos. Relájese. Haz una larga y profunda pausa de unos 10 segundos. Relájate.

Realiza un rápido escaneo del cuerpo mientras reconoces la ola de relajación que recorre tu cuerpo desde la cabeza hasta los pies. Siente la ligereza en tu interior.

Inspira... pausa... espira. Inspira... pausa... espira. Técnica de PMR más corta

Una vez que domines la técnica PMR, podrás relajar rápidamente tus músculos sin necesidad de pasar por todos los procedimientos básicos. Esto se consigue tensando varios grupos musculares a la vez y relajándolos. Es importante que recuerde comparar cómo se sienten sus músculos cuando están tensos y cuando están relajados. Al distinguir entre músculos relajados y tensos, valorarás la importancia de la relajación en tu cuerpo.

Comencemos. Aprieta los puños y tensa los antebrazos y los bíceps. Mantenga esta posición durante unos 5 segundos. Relájese.

· · ·

Tira la cabeza hacia atrás como si estuvieras mirando al techo. Gírala en el sentido de las agujas del reloj hasta formar un círculo completo. Realiza el mismo proceso en sentido contrario a las agujas del reloj. Relájate.

Ahora tensa los músculos de la cara. Sonríe ampliamente al sentir que tus mejillas se tensan, arruga la frente y entrecierra los ojos mientras encorvas los hombros. Mantenga esta posición durante unos 5 segundos. Relájese.

Arquea los hombros hacia atrás para que los omóplatos se junten. Respira profundamente hacia el pecho mientras aprietas los músculos del estómago para mantener la respiración. Aguanta unos 5 segundos.

Relájate.

Dobla los dedos de los pies, aprieta los muslos, las pantorrillas y los glúteos. Mantenga esta posición durante 5 segundos.

Relájate.

· · ·

Resumen de los grupos musculares a tensar

A continuación, se presenta una lista de los grupos musculares que debe tensar mientras realiza la relajación muscular progresiva:

Grupo Muscular Qué hacer

Frente Levanta las cejas en alto y mantenlas.
Mejillas y mandíbulasSonríe ampliamente. Entrecierra los párpados con fuerza.

Músculos del CuelloEcha la cabeza hacia atrás como si miraras al techo.

TrícepsExtiende los brazos y bloquea los codos.

Hombros Levanta los hombros como si quisieras que tocarán tus orejas. Parte superior de la espalda Tira de los hombros hacia atrás con fuerza.

PechoInspira profundamente y aguanta.

. . .

Abdomen Mete los músculos del estómago.

Dedos de los pies Riza los dedos los pies.

8

Guía de técnicas de meditación física

Esta sección le llevará a través de las prácticas de meditación física como una técnica que le ayudará a relajarse y a dominar la calma de su mente.

La meditación es un término que se ha utilizado de forma imprecisa y poco rigurosa en el mundo actual. Como resultado, hay mucha confusión sobre cómo practicar la meditación cada día.

Algunas personas utilizan el término meditación para referirse a la práctica diaria del pensamiento. Otros lo malinterpretan como fantasear o soñar despierto. La meditación (Dhyana) no es nada parecido a estas definiciones.

¿Qué es la meditación?

. . .

En pocas palabras, la meditación se refiere a la técnica de descansar la mente y alcanzar un estado de conciencia superior. La meditación no es una religión. Más bien, es una ciencia. Como tal, es una práctica que se ciñe a un orden específico y cuyos resultados pueden verificarse (Rama, s.f.). Cuando se practica la meditación, la mente está clara y relajada. Se centra en el interior para ayudar a profundizar en un estado de nosotros mismos. Durante el proceso de meditación, se está muy despierto y alerta.

Sin embargo, la mente no se centra en el mundo exterior ni en nada de lo que ocurre a tu alrededor. En su lugar, se centra en tu estado interior de calma, y esto ayuda a aquietar la mente. Una vez alcanzado este estado, nada puede distraerte y la meditación se profundiza aún más.

Volviendo al interior

Una cosa interesante que siempre te han enseñado en la vida es a centrarte en el mundo exterior. Sin embargo, ninguna escuela nos ha enseñado a centrarnos en nuestro interior. El problema es que nos olvidamos de quiénes somos y nos convertimos en extraños a nosotros mismos. La ausencia de autocomprensión afecta a nuestras vidas de muchas maneras. Es una de las principales razones por las que a menudo nos sentimos decepcionados en la vida y por las que la mayoría de las relaciones que entablamos no funcionan.

Nuestros sistemas educativos cultivan una pequeña porción de la mente, y el vasto reino de la inconsciencia permanece indisciplinado y desconocido. Tal vez hayas oído que todo el cuerpo está en la mente, pero toda la mente no está en el cuerpo. Esta frase es cierta, teniendo en cuenta que la mejor parte de la mente permanece sin explotar. Es a través de la práctica de la meditación que la mente puede ser verdaderamente desarrollada y controlada.

Entonces, ¿cuál es el objetivo de la meditación? La meditación busca ir más allá de la mente y conectar con nuestra propia naturaleza, que se caracteriza por la felicidad, la paz y la dicha.

Las personas que meditan más a menudo tienen una comprensión más profunda de que la mente se interpone entre nosotros y la comprensión de nuestra naturaleza esencial. Se puede afirmar que la mente tiene una mente propia, que es ingobernable e indisciplinada. La mente se rebelará contra cualquier intento de afinarla para que siga un determinado camino. En consecuencia, la mayoría de las personas que meditan experimentan ensoñaciones o fantasías. Muy pocas personas logran la quietud que se obtiene a través de la verdadera meditación profunda.

A menudo se nos enseña a adaptarnos al mundo exterior.

Nunca se nos enseña cómo calmar nuestra mente y examinarnos desde dentro. Esto es lo que se aprende con la meditación.

Aprendiendo a estar quieto y a mirar dentro de ti, obtienes la forma más elevada de felicidad que puede alcanzar un ser humano.

Debes darte cuenta de que todas las demás formas externas de alegría son momentáneas. La alegría de la meditación es eterna. Bien, puedes pensar que estamos exagerando las cosas aquí. Pero es la pura verdad. Los beneficios de la meditación son ciertos, y están respaldados por una larga línea de filósofos que alcanzaron la verdad detrás de ella.

Usted también puede beneficiarse de la meditación, ya que esta guía le llevará a través de algunos aspectos básicos de la meditación. En realidad, es posible que no te conviertas en un profesional desde el primer momento. Sin embargo, la práctica hace la perfección. Cuanto más practiques cómo meditar, más alcanzarás un estado superior de quietud que profundizará tu práctica de meditación. Todo depende de tu compromiso con la práctica. No te lances a ello con entusiasmo esperando resultados rápidos en un día. Conviértelo en un hábito y seguramente verás una transformación en tu vida.

Guía para cultivar la quietud

La idea básica de la meditación es que debes aprender a estar quieto. Para aprender a estar quieto, hay que empezar por el cuerpo antes de pasar a los pensamientos. Tradicionalmente, el yoga requería que uno fuera guiado por un profesor para lograr la postura de meditación correcta, denominada "asana".

Hoy en día, es algo que se puede practicar en casa. Si meditas con regularidad, podrás dominar el arte y te resultará fácil conseguir la postura correcta para meditar.

Comencemos.

Busca una habitación despejada y tranquila donde no te molesten mientras meditas. Ponte cómodo. Siéntate en una silla o en el suelo acolchado con una esterilla. Mantén la espalda recta y cierra suavemente los ojos.

Ahora lleva tu atención a tu cuerpo. Toma conciencia de todo tu cuerpo, de la cabeza a los pies. Relájate. Libera toda la tensión que sientes en tu cuerpo. Déjate llevar. La meditación consiste en soltar. Primero, suelta la tensión física antes de pasar a los pensamientos.

Con el cuerpo relajado y en calma, lleva tu atención a la respiración. Fíjate en las zonas del cuerpo que se utilizan al respirar. Es importante que respires de forma diafragmática, ya que esto te ayudará a alcanzar un mayor estado de relajación.

Continúe centrándose en su respiración.

Observa cómo el aire entra y sale de tu cuerpo sin intentar controlarlo. Puede notar que los primeros momentos su respiración es irregular. Poco a poco, se vuelve suave.

Tu objeto de atención es tu respiración. Continúa concentrándote en tu respiración de forma aceptada. No juzgues, simplemente estate ahí para experimentar la belleza de la inhalación y la exhalación. Ábrete completamente hasta que sientas que no hay diferencia entre tú y tu respiración.

Te vendrán a la mente muchos pensamientos. Puedes pensar: "¿Estoy haciendo esto de la manera correcta?". O "¿Cuándo acabará esto?". O "¡Tal vez debería haber cerrado la puerta!"

O "Me duele el cuello". Está bien que tu mente divague. Cada pensamiento que te venga a la mente requerirá algún tipo de respuesta por tu parte, ya sea una acción, un juicio o un interés general por seguir con el pensamiento. También es posible que quieras perder el pensamiento.

A medida que continúes meditando, date cuenta de que sólo tienes que elevar tu conciencia. Por lo tanto, toma conciencia de cómo tu mente está inquieta. Fíjate en los pensamientos que van y vienen sin tomar ninguna acción ni ser crítico. Sólo tienes que ser consciente y dejarte llevar.

Prestar atención

La ciencia de la meditación se basa en la atención. Por ejemplo, si te concentras en tu respiración y te viene a la mente un pensamiento determinado, debes atenderlo. El punto aquí es que debes estar presente para notar este pensamiento.

Acéptalo y pasará. Después, debes llevar tu atención a tu objeto de enfoque.

Normalmente, tendemos a reaccionar a nuestros pensamientos, y esto es lo que mantiene tu mente ocupada día y noche. A veces te quedas en un mar de confusión sin saber qué hacer. La práctica de la meditación te ayuda a atender a lo que ocurre en tu interior sin reaccionar. Aquí es donde se produce toda la diferencia. A través de la meditación regular, puedes hacer que tu mente deje de vagar incesantemente. Es a partir de esta libertad que te darás cuenta de quién eres. Empezarás a darte cuenta de que no eres tu mente, y vivirás una vida llena de alegría y satisfacción.

Con el tiempo, valorará el profundo estado de relajación y alivio que obtiene de la meditación. En el mejor de los casos, te habrás regalado unas vacaciones interiores, una experiencia única en la vida que quizá nunca hayas disfrutado antes.

Normalmente, las personas reaccionan a las experiencias que les llegan de la misma manera que reaccionan a sus pensamientos. Por ejemplo, si las relaciones no funcionan, la gente se enfada. Si pierden dinero, se frustran. Cuando se dice algo negativo sobre ti, te deprimes. Todo esto demuestra una cosa: tus estados de ánimo/sentimientos están dictados por lo que se te presenta. Por eso, puedes sentir que tu vida es un círculo vicioso de malas experiencias. El problema es que reaccionas incluso momentos antes de experimentar plenamente aquello a lo que reaccionas. Esto es el resultado de las interpretaciones que tienes en mente sobre lo que podría ocurrir.

Tus miedos, resistencias y prejuicios te limitan a disfrutar de la vida tal y como es. El control que obtienes de la meditación te ayudará a atender lo que ocurre en el momento presente. En lugar de reaccionar a las cosas, comprenderás que tú no eres tu mente. A través de la aceptación, aprenderás a adoptar las respuestas ideales que sean más útiles para tus circunstancias cotidianas.

¿Cuáles son los signos de progreso?

Puede que te preocupe cómo sabrás que estás progresando. Lo importante es tener en cuenta que necesitas practicar la meditación más a menudo para experimentar sus beneficios. Obviamente, no se planta una semilla hoy para recoger los frutos al día siguiente. Se necesita tiempo. Sé amable y paciente contigo mismo, y practica con constancia.

. . .

Lo interesante de estas formas de ejercicio es que pueden practicarse en cualquier lugar y no se necesita ningún equipo para empezar. Cuando se practican correctamente, el tai chi y el qigong pueden ser enfoques ideales para mejorar su salud en general.

9

Guía de técnicas de visualización

La visualización, también denominada imagen guiada, es una técnica de relajación que utiliza el poder de la imaginación para evocar emociones positivas. Esta técnica funciona de forma sencilla. Sólo tienes que imaginarte en una escena relajada y vivir el momento. Puede parecer demasiado simple o demasiado tonto, pero ten por seguro que funciona. La idea básica detrás de la visualización implica la noción de llegar a una imagen mental detallada de un entorno tranquilo y relajante. Esta técnica de relajación puede practicarse por sí sola, pero también puedes incorporarla junto a las prácticas de relajación física que hemos tratado en este manual, como la relajación muscular progresiva.

Por qué funciona la visualización

. . .

Es posible que te preguntes si la visualización puede realmente ayudarte a aliviar el estrés y la ansiedad.

Las imágenes guiadas le ayudarán a relajarse por una serie de razones. Esta técnica implica un elemento crucial de distracción que redirige tu atención lejos de algo que podría estar estresándote y atrae tu atención hacia otra cosa. Considere la visualización como una instrucción no verbal a la mente y el cuerpo inconscientes para que actúen como si estuvieran en un estado relajado y tranquilo.

La visualización también funciona trayendo a la memoria buenos recuerdos de relajación que evocarán sensaciones agradables, lo que finalmente le ayudará a relajarse. Al igual que otras formas de meditación guiada, el objetivo de la visualización es ayudarte a desconectarte de la fijación en cada momento, que a menudo contribuye a aumentar los niveles de estrés y ansiedad.

En lugar de ello, aprendes a desprenderte de los pensamientos y sentimientos y a notar simplemente cómo fluyen por tu mente y tu cuerpo. Practicar la visualización te garantiza mejorar tu forma de responder a las situaciones de estrés.

. . .

Aquí tienes una breve práctica que puedes probar para hacerte una idea de cómo funciona la técnica de visualización.

Piensa en un alimento que te guste comer. De verdad, párate un momento a pensar en ello. Traiga la imagen a su mente.

Cierra los ojos e imagina la comida en la que has pensado frente a ti. Fíjate en el aspecto de la comida.
Imagina su aroma y su sabor. Imagínate en el momento presente comiendo la comida en la que estás pensando.

Después del breve ejercicio, si tenías algo de hambre, las punzadas de hambre deben haber empezado a atacarte. Quizá se te haga la boca agua al pensar en la comida. Este ejemplo debería mostrarte la fuerte conexión que tienen tus pensamientos con tu cuerpo. La visualización aprovecha este fenómeno para cambiar lo que sientes.

Otro ejemplo que puede ayudarte a entender cómo funciona realmente la visualización es el efecto que las películas pueden tener en tu estado emocional. ¿Alguna vez te has sentido deprimido después de ver una película desgarradora? Tal vez la película incluso te haya hecho derramar lágrimas. Así es como tus pensamientos pueden influir en tu estado de ánimo. Al dominar el poder de la visualización, puedes utilizarlo a tu favor para influir en tu estado emocional como desees.

Técnicas de visualización para reducir la ansiedad y el estrés

Las siguientes técnicas de visualización deberían ayudarte a controlar el estrés y la ansiedad. Se recomienda encarecidamente que utilices estas técnicas en un momento determinado reservado para visualizar cada día.

Visualización creativa de un resultado favorable

Este tipo de visualización implica la idea de crear un resultado concreto que se desea obtener de una determinada situación.

Esta técnica se utiliza mejor cuando te enfrentas a una situación estresante. En este caso, debes imaginarte a ti mismo en un momento en el que has resuelto el problema al que te enfrentas.

Cómo hacerlo

. . .

Busca un lugar tranquilo donde puedas ponerte cómodo.

Cierra suavemente los ojos y respira profundamente. Centra tu atención en el problema que te estresa. Tal vez las finanzas han sido un problema y tu mente no se ha calmado como resultado.

Puede ser que tu matrimonio no esté bien y eso te haya estresado.

No te asocies con el problema estresante que puedas estar experimentando. La cuestión clave es visualizar el problema para poder visualizar el otro lado del escenario estresante.

Ahora, con el asunto en mente, imagínate a ti mismo sintiéndote bien después de haber resuelto el problema que has estado enfrentando.

Imagínate a ti mismo sintiéndote pacífico, tranquilo y feliz de que el asunto se haya resuelto totalmente. No te preocupes por cómo se ha resuelto el asunto. La visualización no se centra en las soluciones. Más bien, crea una imagen opuesta al sentimiento negativo que puedas estar experimentando. La visualización lleva a tu mente a una hermosa vida llena de alegría, felicidad y calma.

. . .

Es fundamental que prevea cada pequeño detalle relacionado con el problema que desea resolver.

¿Cómo es su entorno inmediato? ¿Qué llevas puesto? ¿Con quién te estás comunicando? Permanece en la habitación visualizada y fíjate en todo lo tangible. ¿Qué ve? Estos elementos tangibles son útiles porque refuerzan tu visualización.

La mayoría de las personas que han utilizado con éxito la visualización para controlar el estrés están de acuerdo en que este ejercicio es eficaz, ya que hace aflorar las soluciones. ¿Cómo ocurre esto? En el proceso de visualizar que su problema se ha resuelto, es probable que le vengan a la mente soluciones prácticas a su problema. La ventaja que se obtiene aquí es que esto disminuye o expulsa la probabilidad de sentirse estresado.

Visualización como distracción del estrés Esta técnica de visualización puede utilizarse cuando te sientes extremadamente estresado.

La idea básica de esta técnica es imaginar una escena tranquila como medio de alivio momentáneo. La escena puede ser algo que desees mucho.

. . .

Visualiza que estás en una playa desierta que siempre has imaginado visitar o que juegas con un gatito. Visualiza cualquier cosa que te haga estar relajado y feliz y permanece en ese momento.

Cómo hacerlo

Ponte cómodo en un entorno tranquilo. Vacía tu mente y respira profundamente varias veces. Ahora crea una imagen de algo que te haga sentir tranquilo, relajado y feliz.

De nuevo, visualiza todos los pequeños detalles relacionados con el escenario de relajación que tienes en mente. Si estás pensando en un lugar, ¿qué hora es? ¿Es de noche o de día?

¿Notas que el sol brilla sobre una masa de agua que está a tu lado? ¿Qué sonidos oyes? ¿De qué habla la gente en ese hermoso lugar?

Si estás pensando en jugar con tu adorable mascota, ¿de qué color es? ¿Tiene nombre? ¿A qué juego vas a jugar con la mascota?

. . .

Cuanto más detallada sea tu visualización, mejor funcionará la técnica. Aleja tu atención del desorden mental que ha contribuido a aumentar el estrés y la ansiedad. Esta forma de visualización se utiliza mejor cuando el estrés aumenta o cuando sientes que estás demasiado ansioso. Se necesita práctica para que te resulte fácil visitar virtualmente ese hermoso lugar en tu mente donde puedes relajarte. Lo bueno de este ejercicio de visualización es que puede practicarse en cualquier momento del día. En cualquier caso, tiene mucho sentido que reserves un tiempo para utilizar esta técnica para relajarte y calmar tu mente. Recuerda que es al lograr un estado mental pacífico que podrás ver aumentar tu productividad y sentirte bien contigo mismo y con la vida que llevas.

Visualización con respiración profunda

La respiración profunda es una poderosa técnica de relajación que exploramos en el capítulo 5. La combinación de esta técnica con la visualización promete resultados extraordinarios.

Cuando estas técnicas se combinan, tanto la mente como el cuerpo alcanzan un estado de relajación más profundo.

Cómo hacerlo

. . .

Se recomienda que te acuestes para practicar esta técnica.

Empieza inspirando y espirando profundamente. Utiliza la respiración como objeto de atención. Escuche a su cuerpo mientras inhala aire fresco en su cuerpo. Siente el calor del aire al salir por las fosas nasales, liberando la tensión interior.

A continuación, toma conciencia de tu cuerpo. Observa tu cuerpo tumbado y la postura que has adoptado. Siente el contacto entre tu cuerpo y el suelo. Explora tu cuerpo desde la parte superior de la cabeza hasta los dedos de los pies. Presta atención a todas las sensaciones que van y vienen mientras exploras tu cuerpo.

Ahora visualiza todo tipo de estrés saliendo de tu sistema en forma de ondas a través de cada respiración. Amplía tu visualización. ¿Qué aspecto tienen estas ondas? ¿Están coloreadas? Si es así, ¿de qué color son? ¿Qué parte del cuerpo está descargando más ondas de estrés?

Al igual que otras formas de visualización, cuanto más detallada sea tu imaginación, más efectiva será tu práctica.

. . .

Esta es una buena oportunidad para aprovechar tu creatividad y crear un mundo de paz en tu mente donde puedas relajarte y calmar tu mente.

Visualización de la memoria feliz

Es innegable que los recuerdos felices tienen un efecto notable en nuestro estado emocional. Visualizar que eres feliz en un momento determinado es algo distinto a las visualizaciones de cosas físicas como el dinero o la casa de tus sueños. Este tipo de visualización es muy eficaz, ya que manifiesta la verdadera felicidad en tu vida. Lo mejor es que una vez que aprendes a llevar tu mente a estos bellos momentos, también puedes hacer lo mismo en situaciones de estrés.

Cuando no te sientas satisfecho con tus circunstancias o contigo mismo, puedes cambiar tu mente a recuerdos felices que te llenen de alegría y risas. Los sentimientos felices siempre serán una herramienta útil para ayudarte a vivir una vida plena, ya que estas emociones refuerzan el poder de tus pensamientos. Cualquier sentimiento negativo que pudiera estar escondido en tu subconsciente será automáticamente eliminado. Este vacío se llenará con pensamientos positivos y productivos que pueden llevarte a vivir una vida mejor.

. . .

Cómo hacerlo

Empieza por tener un objetivo específico en mente. ¿Qué quieres conseguir con esta visualización? Por supuesto, quieres imaginarte a ti mismo siendo feliz.

Selecciona una imagen que sea personal para ti y que te traiga buenos recuerdos en tu vida. No tengas prisa por elegir una imagen. Tómate unos minutos para escuchar tus pensamientos mientras eliges un recuerdo de algo que te haga verdaderamente feliz.
   Todos tenemos ese momento con el que nos sentimos identificados. Un momento en el que fuimos realmente felices.

Elige ese recuerdo y utilízalo para esta visualización.

Algo que debes recordar de los capítulos anteriores es que practicar los ejercicios de relajación todos los días es la mejor manera de asegurarte de que dominas estas técnicas. Del mismo modo, programa tu tiempo para practicar el autocuidado a través de la visualización.

Con el tiempo, tu visualización ganará más claridad y empezarás a ver manifestaciones en tu vida. Comencemos.

· · ·

Inhala y exhala profundamente. Relájate y despeja tu mente.

Presta atención a tu respiración, ya que te ayuda a despejar la confusión mental que te impide relajarte.

Ahora trae tu feliz recuerdo a la vista. ¿Qué llevabas puesto cuando se produjo esa memorable ocasión? ¿Con quién estabas? ¿Qué llevaba tu amigo o compañero para la ocasión?

¿Qué color de ropa llevabas? Incluye todos los detalles para reforzar tu visualización.

Puede que no recuerdes todos los detalles, pero asegúrate de rellenar esos huecos con todo lo que se te ocurra. Lo importante es tener una imagen clara de este recuerdo.

Visualiza todo lo que tienes en tu memoria feliz a través de tus cinco sentidos. Piensa en lo que puedes tocar, ver, oír, oler o incluso saborear. Tal vez hayas tenido una comida maravillosa ese día. Lleva tu atención a todos los sentidos para reforzar la imagen visualizada.

· · ·

A continuación, adopta una perspectiva en tercera persona del escenario feliz. Reproduce esta escena como si estuvieras viendo una película. ¿Qué es lo que has hecho? ¿Con quién estabas?

¿Qué dijeron o hicieron que te hizo feliz? Dedica el tiempo suficiente a reproducir esta escena para recuperar los buenos sentimientos que sentiste durante ese día. Todo está en tu cerebro.

Después de eso, haz un relato en primera persona de todo lo ocurrido. Todo gira en torno a ti y a cómo te has sentido. Deja que los buenos sentimientos fluyan dentro de ti desde todos los rincones de tu cuerpo. Saborea el precioso momento y quédate ahí durante unos minutos.

Continúa reproduciendo este feliz recuerdo mientras te permites disfrutar de la experiencia a través de tus cinco sentidos. Estás feliz y en paz mientras puedes recordar y relacionar claramente.

Ahora, termínalo. Has conseguido tu objetivo de visualización. Suelta suavemente la imagen y afronta el resto del día con la renovada sensación de felicidad que acabas de sentir.

. . .

Visualización para la automotivación

El estrés puede afectar considerablemente a tu vida. Puede extinguir rápidamente cualquier motivación que tengas para hacer las cosas que te gustan. Las personas estresadas suelen sentirse estancadas. Por lo general, puede tener la sensación de que las cosas no le salen bien, y esto le deja sin esperanza. En lugar de tomar medidas para cambiar su vida, se rinde porque nada parece funcionar.

La visualización puede dar la vuelta a este sentimiento. El estrés y la ansiedad llenan tu mente de pensamientos destructivos. Dado que tus pensamientos están involucrados aquí, tus emociones pueden verse afectadas, tanto a corto como a largo plazo. La visualización para la automotivación puede ayudarte a recuperar el control de tus pensamientos y a convertir los pensamientos destructivos en pensamientos positivos.

Pregúntate, ¿en qué crees que piensa la gente de éxito la mayor parte del tiempo? Obviamente, estas personas pasan la mayor parte de su tiempo pensando en cosas buenas. Se centran en lo que quieren.

Ese es el objetivo de abordar la vida con optimismo. Tienes que cambiar tu enfoque para dejar de pensar en lo que no quieres y pensar más en lo que quieres.

. . .

Por lo tanto, al utilizar esta técnica de visualización, debes saber lo que quieres y dejarlo claro en tu mente. Por ejemplo, digamos que anhelas vivir en la casa de tus sueños en algún lugar del extranjero, digamos en Australia.

Imagínese haciendo todo lo que pueda para llegar a la casa de sus sueños. Refuerza tu visualización completando todos los detalles de la casa de tus sueños en el lugar que siempre has querido. Imagínate estableciéndote y haciendo nuevas amistades con los lugareños. ¿Cómo te sientes al conocer gente nueva? Imagina todas las sensaciones que experimentarás con tus cinco sentidos.

Es a través de esta visualización como empujarás a tu mente a crear ideas sobre cómo convertir tus sueños en realidad. Al principio, puede parecer descabellado. Pero la visualización no tiene nada que ver con el hecho de saber cómo vas a llegar hasta allí. Imagínate a ti mismo en ese momento y el universo seguirá su curso.

El truco más sencillo de la visualización para la automotivación es pensar en lo que quieres. Es importante que desarrolle el hábito de visualizar cada día. Prográmalo a primera hora de la mañana y a última hora de la noche, momentos antes de irte a la cama.

. . .

Una vez que el hábito se consolida y la visualización es una parte no negociable de tu rutina diaria, te resultará más fácil mantener la motivación a lo largo del día. Las decisiones que tomas cada día desempeñan un papel crucial en la determinación de cómo resulta tu vida. Por lo tanto, si te basas en tu motivación para crear la vida que deseas cada día, no hay duda de que tus sueños acabarán haciéndose realidad.

Las diferentes técnicas de visualización que aquí se exponen pueden utilizarse en distintas situaciones. Elija la técnica que mejor se adapte a su circunstancia para obtener los mejores resultados. Por ejemplo, cuando te enfrentas a una situación estresante, visualizarte en un recuerdo feliz puede ayudarte a distraer tu mente de las emociones negativas. Si lo que buscas es motivarte mientras buscas cumplir tus objetivos, la visualización para la automotivación te servirá mejor. Lo más importante que debes recordar es intentar reforzar tu visualización añadiendo todos los pequeños detalles de tu imagen mental. Incluye todo lo que afecta a tus cinco sentidos. Y lo más importante, visualiza todos los días.

10

Combinar todas las técnicas en su rutina diaria

Llegados a este punto, has aprendido a practicar varias técnicas de relajación. Tal vez aún no domine estas técnicas, pero ahora es consciente de qué técnicas debe utilizar para determinados fines. Basándonos en la experiencia, hay combinaciones particulares de estas estrategias de relajación que crean el máximo beneficio para el usuario. Esta sección se centrará en la mejor combinación que debe incorporar a su rutina para obtener los máximos beneficios de las técnicas de relajación.

Vale la pena señalar que la combinación de dos o más estrategias de relajación le proporciona una mayor ventaja simplemente porque crean un efecto sinérgico. En otras palabras, se gana más al reunir dos o más técnicas en comparación con el uso de una sola estrategia de relajación.

. . .

Otra razón convincente por la que debería considerar la combinación de técnicas de relajación es que ayuda a lograr un estado de relajación más profundo, ya que una técnica se basa en el efecto calmante de la otra. A través de la mezcla única que recomendaremos en esta sección, se dará cuenta de que cada enfoque de relajación se basa progresivamente en el enfoque anterior. En consecuencia, hay una mayor probabilidad de lograr un estado de relajación más profundo.

Además, la combinación de algunas de estas técnicas le proporciona la ventaja única de ahorrar tiempo. Puede que estés demasiado ocupado para utilizar una técnica a la vez; utilizar dos o más a la vez puede ayudarte a aprovechar los pocos minutos que tienes para realizar una relajación rápida antes de continuar con otras actividades importantes. A medida que vaya viendo las diferentes mezclas que recomendamos, tenga en cuenta que se trata de meras sugerencias que han sido probadas y comprobadas. Tienes la libertad de experimentar con las técnicas que creas que te servirán mejor. Por supuesto, con la práctica constante, dominará estas técnicas y será más consciente de qué técnicas de relajación tienen un efecto calmante deseado en usted.

Alivio de los síntomas de lucha o huida

. . .

Las combinaciones que se presentan a continuación han demostrado ser eficaces para aliviar los síntomas relacionados con la respuesta de lucha o huida y los problemas psicológicos inducidos por el estrés.

Estiramiento y relajación

Siéntate cómodamente en una silla y estira los brazos. Ahora aprieta los brazos y tira de ellos hacia atrás para estirar los hombros y el pecho. Mientras lo haces, tensa las piernas, primero curvando los dedos de los pies y luego tirando de ellos hacia atrás para que queden frente a ti.

Coloca la mano derecha sobre el abdomen e inspira profundamente. Mientras exhala, deje que su mano se mueva con el flujo de aire. Continúa inspirando y espirando durante unos 10 segundos.

Cierra suavemente los ojos y empieza a contar de 10 a cero.

Dígase a sí mismo que por cada cuenta que haga, estará más y más relajado. Una vez que haya terminado la cuenta atrás repita estas frases para sí mismo: "Cada vez estoy más tranquilo y calmado... 1 estoy cada vez más relajado... 1 estoy derivando más y más hacia la relajación". Mientras se encuentra en un estado de calma, visite su recuerdo feliz. Visualice un momento en el que fue totalmente feliz y viva en ese momento durante unos minutos. Asegúrate de experimentar la sensación a través de todos tus sentidos.

Cuando sientas que has estado en tu memoria feliz el tiempo suficiente, empieza a contar del 1 al 10. Recuérdate a ti mismo que estás cada vez más alerta a medida que terminas el ejercicio.

Estoy agradecido

Hay momentos en los que puedes sentir que has empezado el día con el pie izquierdo. Normalmente, esto ocurre cuando notamos que estamos cometiendo errores en cada paso que damos. Entonces, entramos en pánico y nuestros niveles de ansiedad aumentan. Nuestro sesgo de negatividad saca lo mejor de nosotros, y empezamos a sentirnos como si fuéramos unos fracasados. ¿Te ha pasado alguna vez esto? Cometes un error y sientes que el mundo se te cae encima. Cuando te enfrentes a este tipo de situaciones, considera la posibilidad de utilizar los siguientes ejercicios de relajación.

Comience por utilizar la versión más corta de la técnica de relajación muscular progresiva (PMR) de la que hablamos en el capítulo 7. Cierra los puños y flexiona los bíceps. Sonríe ampliamente mientras arrugas la frente. Tense los músculos de la espalda y respire profundamente. Tense los pies curvando los dedos y tensando los muslos, las pantorrillas y las nalgas.

Ahora elige tres cosas que hayan ocurrido en tu día hasta ahora y por las que te sientas agradecido. No importa si se trata de un acontecimiento menor o mayor. Elige cualquier cosa por la que te sientas agradecido. Puede ser algo tan sencillo como tomar una ducha caliente por la mañana o el desayuno que has disfrutado. Puede ser tu colega que te ayudó a llegar al trabajo a tiempo o tu hijo que te dio un abrazo al salir del trabajo por la mañana. Tómate un momento o dos para disfrutar de esta experiencia mientras alivias el estrés que va aumentando poco a poco.

Sigue saboreando los momentos por los que estás agradecido.

Ahora haz un repaso en primera persona de las cosas que has hecho durante el día y de las que te alegras. Recuerda que no tiene que ser algo importante. Elige cosas sencillas que hayas hecho y que hayan hecho que tu día valga la pena. Por ejemplo, tal vez terminaste una tarea a tiempo, o ayudaste a tu compañero de trabajo a manejar algo que era un desafío.

. . .

Quédate en estas experiencias positivas durante unos minutos.

Afirmación profunda

Ponte cómodo y haz unas cuantas inhalaciones y exhalaciones profundas. Mientras lo haces, coloca tu mano en el abdomen para poder notar tus movimientos al inspirar y espirar.

Cierra suavemente los ojos y realiza un rápido escaneo del cuerpo de la cabeza a los pies. Observe cualquier tensión en su cuerpo. Muévete progresivamente desde la parte superior de la cabeza para determinar si hay algún punto de tu cuerpo que se sienta tenso. Cuando descubras una zona tensa, exagérala para aumentar tu conciencia. Tensa la zona en la que sientas tensión, luego haz una pausa de uno o dos segundos y libera la tensión.

Despeja tu mente mientras te esfuerzas por alcanzar un estado de calma mental y corporal. Utiliza tu respiración como objeto de atención para ayudar a relajar tu mente y despejar el desorden.

. . .

Ahora recita estas afirmaciones con convicción. Soy feliz y estoy en paz.

La tensión está saliendo de mi cuerpo.

Puedo rebajar mi nivel de tensión a voluntad. Veo la paz dentro de mí.

Estoy en contacto con mi ser pacífico interior. La relajación está a mi alcance.

Nota: Puedes editar estas afirmaciones para adaptarlas a una situación que necesites reafirmarte a ti mismo. Tal vez quieras sentirte feliz o motivado. Ajusta estas afirmaciones para que se ajusten a eso.

Cuando te sientas relajado el tiempo suficiente, detente y cuenta del 1 al 10. Recuérdate que estás avanzando hacia un estado de mayor alerta.

Tomar el control

. . .

Ponte cómodo en el suelo o en una silla. Cierra suavemente los ojos y concéntrate en tu respiración. Fíjate en cada una de tus respiraciones y en el efecto que tienen en tu cuerpo.

Al espirar, imagina que la tensión abandona tu cuerpo como si fueran olas. Visualiza profundamente estas ondas. ¿De qué color son estas olas? ¿Qué parte de tu cuerpo libera más ondas?

Desplaza tu atención a una situación que te haga sentir estresado. No te asocies con la situación estresante, sólo obsérvala. Ahora visualiza que te sientes bien porque la situación se ha resuelto. Imagínate sintiéndote agradecido por haber conseguido encontrar una solución al problema. No te concentres en los detalles, simplemente saborea las buenas sensaciones que fluyen dentro de ti ahora que el problema está resuelto. Recuérdate a ti mismo que puedes manejar cualquier problema que se te presente y ten confianza en ello.

Puedes ver lo fácil que es combinar dos o más técnicas de relajación. Desafíate a combinar las técnicas que mejor te funcionen. Cuanto más practiques estas técnicas, mejor lo harás.

Conclusión

Establece tus objetivos y gestiona tu tiempo de forma inteligente. Las técnicas de relajación discutidas en este manual son efectivas y han sido probadas y practicadas por gente en todo el mundo. A pesar de su eficacia, si no consigues incorporarlas en tu día a día quizá no serás capaz de conseguir todos sus beneficios. Aquí es donde el manejo del tiempo se convierte en algo vital. Así como ir al gimnasio y hacer ejercicio regular, la mayoría de la gente dirá que no tiene el tiempo suficiente para practicar estas técnicas de relajación. Sin embargo, adivina qué, sí tienes el tiempo. El problema es que no lo manejas de la manera adecuada. Este momento es el ideal de poner en práctica todas las habilidades que están a tu disposición que tratan justo este problema como lo son ponerse metas claras, la técnica Pomodoro, el decir "no" y delegar. Estas habilidades son fáciles de aprender y podrás implementarlas con naturalidad en tu día a día.

Conclusión

Busca una habitación despejada y tranquila donde no te molesten mientras meditas.

Ponte cómodo. Siéntate en una silla o en el suelo acolchado con una esterilla. Mantén la espalda recta y cierra suavemente los ojos.

Ahora lleva tu atención a tu cuerpo. Toma conciencia de todo tu cuerpo, de la cabeza a los pies. Relájate. Libera toda la tensión que sientes en tu cuerpo. Déjate llevar. La meditación consiste en soltar. Primero, suelta la tensión física antes de pasar a los pensamientos.

Con el cuerpo relajado y en calma, lleva tu atención a la respiración. Fíjate en las zonas del cuerpo que se utilizan al respirar. Es importante que respires de forma diafragmática, ya que esto te ayudará a alcanzar un mayor estado de relajación. Continúe centrándose en su respiración.

Observa cómo el aire entra y sale de tu cuerpo sin intentar controlarlo. Puede notar que los primeros momentos su respiración es irregular. Poco a poco, se vuelve suave.

Tu objeto de atención es tu respiración. Continúa concentrándote en tu respiración de forma aceptada. No juzgues, simplemente estate ahí para experimentar la belleza de la inhalación y la exhalación. Ábrete completamente hasta que sientas que no hay diferencia entre tú y tu respiración.

Conclusión

Te vendrán a la mente muchos pensamientos. Puedes pensar: "¿Estoy haciendo esto de la manera correcta?". O "¿Cuándo acabará esto?". O "¡Tal vez debería haber cerrado la puerta!" O "Me duele el cuello". Está bien que tu mente divague. Cada pensamiento que te venga a la mente requerirá algún tipo de respuesta por tu parte, ya sea una acción, un juicio o un interés general por seguir con el pensamiento. También es posible que quieras perder el pensamiento.

A medida que continúes meditando, date cuenta de que sólo tienes que elevar tu conciencia. Por lo tanto, toma conciencia de cómo tu mente está inquieta. Fíjate en los pensamientos que van y vienen sin tomar ninguna acción ni ser crítico. Sólo tienes que ser consciente y dejarte llevar.

Prestar atención

La ciencia de la meditación se basa en la atención. Por ejemplo, si te concentras en tu respiración y te viene a la mente un pensamiento determinado, debes atenderlo. El punto aquí es que debes estar presente para notar este pensamiento. Acéptalo y pasará. Después, debes llevar tu atención a tu objeto de enfoque.

Normalmente, tendemos a reaccionar a nuestros pensamientos, y esto es lo que mantiene tu mente ocupada día y noche. A veces te quedas en un mar de confusión sin saber qué hacer. La práctica de la meditación te ayuda a atender a lo que ocurre en tu interior sin reaccionar. Aquí es

Conclusión

donde se produce toda la diferencia. A través de la meditación regular, puedes hacer que tu mente deje de vagar incesantemente. Es a partir de esta libertad que te darás cuenta de quién eres. Empezarás a darte cuenta de que no eres tu mente, y vivirás una vida llena de alegría y satisfacción.

Con el tiempo, valorará el profundo estado de relajación y alivio que obtiene de la meditación. En el mejor de los casos, te habrás regalado unas vacaciones interiores, una experiencia única en la vida que quizá nunca hayas disfrutado antes.

Normalmente, las personas reaccionan a las experiencias que les llegan de la misma manera que reaccionan a sus pensamientos.

Por ejemplo, si las relaciones no funcionan, la gente se enfada. Si pierden dinero, se frustran. Cuando se dice algo negativo sobre ti, te deprimes. Todo esto demuestra una cosa: tus estados de ánimo/sentimientos están dictados por lo que se te presenta. Por eso, puedes sentir que tu vida es un círculo vicioso de malas experiencias. El problema es que reaccionas incluso momentos antes de experimentar plenamente aquello a lo que reaccionas. Esto es el resultado de las interpretaciones que tienes en mente sobre lo que podría ocurrir.

Tus miedos, resistencias y prejuicios te limitan a disfrutar de la vida tal y como es. El control que obtienes de la meditación te ayudará a atender lo que ocurre en el momento presente. En lugar de reaccionar a las cosas, comprenderás

Conclusión

que tú no eres tu mente. A través de la aceptación, aprenderás a adoptar las respuestas ideales que sean más útiles para tus circunstancias cotidianas.

¿Cuáles son los signos de progreso?

Puede que te preocupe cómo sabrás que estás progresando. Lo importante es tener en cuenta que necesitas practicar la meditación más a menudo para experimentar sus beneficios. Obviamente, no se planta una semilla hoy para recoger los frutos al día siguiente. Se necesita tiempo. Sé amable y paciente contigo mismo, y practica con constancia.

Lo interesante de estas formas de ejercicio es que pueden practicarse en cualquier lugar y no se necesita ningún equipo para empezar. Cuando se practican correctamente, el tai chi y el qigong pueden ser enfoques ideales para mejorar su salud en general.

www.ingramcontent.com/pod-product-compliance
Lightning Source LLC
Chambersburg PA
CBHW072019070526
44583CB00015B/1540